Silencieuse et puissante

SILENCIEUSE

ET

PUISSANTE

Silencieuse et puissante

Écrire, me permet de me livrer librement sans en souffrir. J'intériorise, pour éviter que les maux de cristal ne me brisent ; l'accumulation fait parfois jaillir une explosion, une dénommée inspiration.

Le masque de la stoïcité me permet de faire face sans que mes failles ne soient ajourées.

A mon sens, la sensibilité se révèle être une force sous estimée. Le papier en guise d'allier, je reste dans l'instance de trouver la brèche du sommeil paradoxal au sein de la réalité.

A fleur de peau, je forge ma plume en ouvrant mon cœur par le biais des mots. La musicalité a pour but d'accentuer mes idées ; l'esthétisme se retrouve dans la sonorité. Dans le partage de ces quelques pages, votre réceptivité saura nourrir ma créativité .

Noémie Paradox

Table des matières

Silencieuse et puissante

Préface

Dès la naissance, nous sommes préparés à tant de choses... La première chute, la première brûlure, le premier bobo, la première dispute, la première réconciliation, le premier exploit, la première défaite, le premier chagrin d'amour, la première cuite, la première fois... et j'en passe... mais bizarrement personne ne m'a préparé à l'éventualité de la

première fois où j'aurai une maladie !
Je ne parle pas d'un rhume ou d'une angine, mais plutôt d'une maladie qui ne se soigne pas.
Pour ma part, celle qui a frappé à ma porte sans envoyer un courrier avec avis de réception s'appelle la SEP, plus communément appelée Sclérose en plaques !

Je pense que si l'on ne m'a pas préparé, car personne ne sait vraiment ce qu'est cette maladie, à part ceux touchés par elle, leur entourage ou le corps médical... Enfin, les neurologues !
Certaines personnes pensent que l'on a des plaques qui apparaissent sur le corps, d'autres pensent que ce sont des boutons, d'autres que l'on finira systématiquement dans un fauteuil roulant ou que la maladie est contagieuse.
Alors pour expliquer rapidement ce qu'est cette

maladie :

La Sclérose En Plaques ou la SEP, est une affection du système nerveux central. Cette maladie touche le cerveau, les nerfs optiques et la moelle épinière, qui ont en commun d'être constitués de cellules spécifiques, les neurones.
Le cerveau élabore l'ensemble des fonctions du corps sous la forme d'un influx nerveux qui est véhiculé dans tout le corps par les neurones de la moelle épinière. Lorsque le trajet de l'influx est interrompu, l'information créée par le cerveau n'est plus transmise de façon adaptée au corps.

La sclérose en plaques est marquée par la destruction ou la raréfaction de la gaine protectrice des neurones, c'est-à-dire la myéline, qui est remplacée par de la fibrose ou de la sclérose disséminée de façon totalement anarchique. C'est pour cette raison que l'influx nerveux n'est plus transmis de façon optimale en cas de SEP.

La SEP évolue le plus souvent par poussées successives, plus ou moins espacées, dont l'intensité et les conséquences sont très variables d'un individu à l'autre.

Même si aujourd'hui, on n'en connaît pas la cause exacte, la SEP est considérée comme une maladie auto-immune. Elle est la conséquence d'un dysfonctionnement du système immunitaire qui en temps normal est chargé de défendre le corps contre les infections. Pour des raisons inconnues, le système immunitaire se met à considérer certaines parties du corps comme des éléments étrangers et tente de les neutraliser.

Gaine de myéline d’une personne normale :

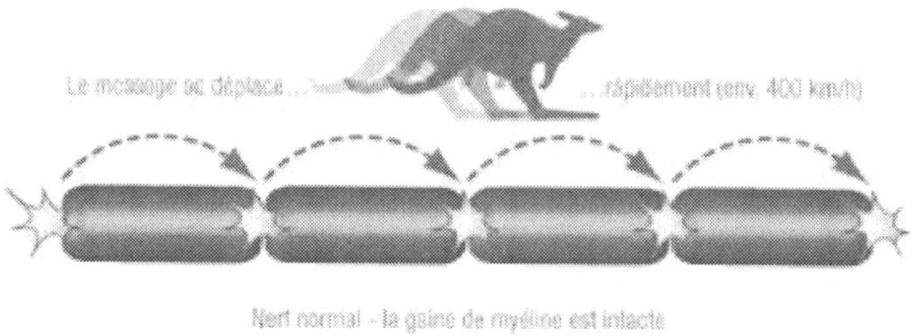

Gaine de myéline d'une personne ayant la SEP :

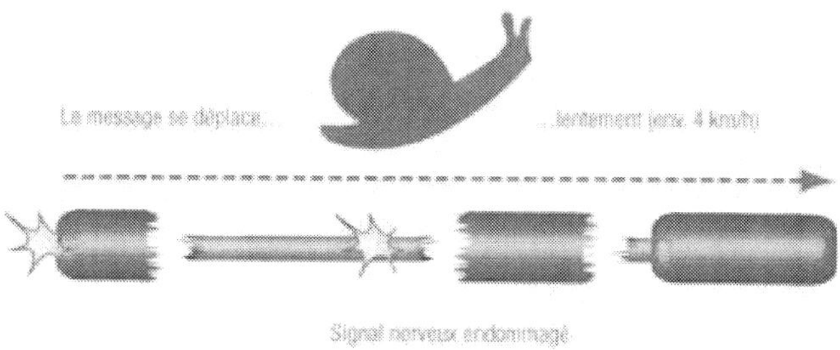

Les symptômes de la SEP les plus fréquents :

Les troubles sensitifs :

Fourmillements

Engourdissements

Douleurs

Brûlures

Les troubles moteurs et de coordination :

Faiblesse musculaire

Troubles de la coordination des mouvements

Troubles de l'équilibre et de la marche

Les troubles oculaires :

Vision trouble, baisse de l'acuité visuelle avec douleurs

Névrite optique

Les signes généraux :

Fatigue extrême

Anxiété

Trouble de la concentration et de la mémoire

Troubles urinaires et intestinaux

Personne n'a forcément tout mais moi oui !

Chapitre 1 :
Bonheur à l'état pur…

À 28 ans, j'avais tout ce dont une femme peut rêver d'avoir :
Un mari aimant et attentionné, deux filles merveilleuses de la précédente union de mon conjoint, Maïwen et Lorna, et le fruit de notre amour, notre fils Gianni !
J'avais un emploi que j'occupais depuis mon arrivée à Paris, lorsque j'ai rejoint Tony pour vivre notre amour pleinement.

J'ai gravi les échelons un à un jusqu'à occuper un poste dans lequel je gère la production.

Dès l'arrivée de Gianni, nous avons pris la décision que je prenne un congé parental pour pouvoir profiter pleinement de chaque étape importante de sa vie.
Nous avons une très belle maison aménagée par nos soins avec un beau jardin.
La garde alternée des filles se passe très bien et nous avons trouvé un juste équilibre.
L'été, nous avons pour habitude d'aller voir ma famille dans le sud de la France, puis nous poursuivons nos vacances sur le lieu de notre rencontre au Lavandou, ou du côté de Royan vers chez la mère de Tony.
Un mois de vacances où nous savourons chaque instant : bateau, plage, château de sable, restaurants, marché du soir, apéritifs interminables accompagnés de longs moments passés à refaire le monde.

L'hiver, nous partons au ski, la passion de Tony et des puces, les Rois de la glisse.
Les filles rentrent en compétition cette année, elles ont eu l'étoile d'or l'année dernière avec brio, à neuf ans et demi !
Moi, j'ai essayé le ski à maintes reprises mais, ce n'est pas un sport pour moi. À chaque séjour et malgré les cours particuliers que je prenais, je trouvais le moyen de me blesser : entorse, élongation des ligaments, écrasement des cartilages…
Je m'éclatais avec mes amours sur les pistes, mais, je me suis résolue à profiter de la montagne d'une autre façon.
Je les attends à siroter un bon chocolat viennois ou sillonnant les vitrines, tout en profitant pour initier Gianni aux plaisirs de la luge !

Le soir, nous nous retrouvons autour d'une bonne

raclette montagnarde avec les joues toutes rouges. Chaque occasion est bonne à prendre pour passer du bon temps !
L'avantage que nous avons, c'est que nous nous suffisons à nous-mêmes.

Depuis le premier jour, nous n'avons jamais eu besoin de personne pour s'amuser, sortir, rigoler, voyager… En rencontrant Tony, j'ai trouvé mon âme sœur, il est la personne qui me connaît le plus au monde, mes défauts comme mes qualités, et s'aperçoit dès que quelque chose ne va pas et vice-versa.
Il est mon confident, mon ami, mon amant, mon épaule, mon clown, mon mari, un père formidable…
Il sait me faire rire, décompresser quand il le faut et bien sûr être sérieux pour les choses importantes.
Je suis à la base quelqu'un qui n'a pas eu une vie vraiment facile, j'ai dû me forger une carapace anti-

problèmes.
Entre mes anciens soucis de santé qui sont résolus à présent (épilepsie, calculs rénaux et biliaires, diverses opérations…) et mes problèmes familiaux…
J'ai eu une enfance avec mes deux parents dont « une mère » qui était tout sauf l'image d'une mère. C'était plutôt la méchante belle-mère dans « Cendrillon » et moi Cendrillon.
Son but a été seulement de faire des enfants sous le chantage et de me les faire élever, tout en me faisant faire également les tâches ménagères car Madame avait non pas un poil dans la main mais une queue de vache et ainsi me privait de mon enfance pour remplir son rôle de mère au foyer.
C'était une épouse qui remplissait son devoir conjugal que si elle avait sa dose de pastis ou de vin.

Elle ne souhaitait que partir pour l'île Maurice, soi-

disant pour mener une vie de rêve dans les îles.
Mon père a dû vendre sa maison avec piscine, laisser son entreprise qui marchait très bien, et, arrivés sur place, elle l'a largué et l'a spolié de tout son argent, nous abandonnant aussi pour mener une vie de débauche et de luxure.

Là, alors que je n'avais que quinze ans, j'ai perdu mon insouciance, ma vie d'adolescente pour devoir assumer une vie d'adulte, essayer de m'en sortir dans la vie et protéger mon frère et ma sœur !

Ma mère ou plutôt « elle » avait perdu toute dignité (si elle en avait déjà eu une).

Elle refusa que je l'appelle « maman » en privé ou en public, se donnant en spectacle devant mon frère de trois ans, ma sœur de six ans et moi, en sandwich avec des hommes dans l'habit le plus naturel !

Quel traumatisme… Et quels dégâts causés par sa faute.

Nous avons été exclus du territoire Mauricien, mais elle s'est fait débarquer directement à la Réunion et nous, vu que nous n'avions rien fait nous avons eu le choix de repartir en France.
L'île Maurice avait un dossier tellement épais sur elle, qu'elle est désormais interdite sur le territoire Mauricien.
À l'Ambassade de France, escortée par les autorités, ses dernières paroles envers moi ont été : « Tu es ma fille mais je n'ai jamais réussi à t'aimer ! »
Cette phrase a raisonné pendant longtemps dans ma tête, essayant de comprendre ce que j'avais fait pour qu'elle me rejette…
Mais en fait j'ai compris que c'était elle qui avait tout manqué !
Aucune once de fibre maternelle en elle ! Tout à l'inverse de sa propre mère qui elle donnerait sa vie pour ses enfants et ses petits-enfants !

J'ai également appris au même moment que je n'étais pas la fille de celui que je considérais comme mon père. Elle l'avait trompé à l'époque avec un ami.
Je comprends alors pourquoi je suis la seule blonde aux yeux bleus de la famille alors que mon frère et ma sœur sont bruns aux yeux marrons.
Ça fait beaucoup d'un coup, mais malgré tout, j'ai avancé, je me suis endurcie, et j'ai compris qu'elle m'avait donné le pire exemple de ce que je ne voulais surtout pas être !

Je n'ai plus aucun contact avec elle depuis plus de douze ans. Elle reste simplement ma génitrice et mon père, mon père !
Je ne veux en aucun cas connaître mon géniteur, un père ce n'est pas celui qui a mis la graine, mais celui qui vous aime, vous a élevé, vous a choyé, celui qui vous a inculqué les valeurs de la vie, celui qui a

toujours été là pour vous conseiller, vous guider, celui qui est là quand ça va mal ou quand tout va bien, vous appelle chaque semaine pour avoir de vos nouvelles, vous fait rire ou essuie vos larmes... C'est mon père que j'aime et personne d'autre !
Je ne laisserai jamais l'adultère de cette femme se mettre entre mon père et moi !
Depuis il a refait sa vie avec Isabelle, et a eu mon petit frère Nohla !
Il est enfin heureux avec une femme qui le comble !
C'est quelqu'un de bien avec qui je m'entends à merveille !
Je peux enfin partager des choses comme si c'était ma mère, on s'appelle presque tous les jours, de vraies commères !

Je veux être une épouse et une mère exemplaire !
Choyer et aimer les personnes chères à mon cœur.

Il faut faire d'un chemin semé d'embûches, une magnifique prairie, mais pour cela, il faut s'enrichir des galères pour apprendre à être plus forte !
Toutes ces épreuves ont fait de moi la femme que je suis devenue.

Je m'en tiens à présent à une mère inexistante, un père et une belle-mère aimante, trois frères et une sœur.
Ma sœur est partie vivre à la réunion à dix-sept ans pour rejoindre celle-ci, cette mère génitrice, mais elle s'est retrouvée devant un mur également, elle m'appelait sans cesse pour me raconter ses frasques, elle l'humiliait en public, l'insultait, la mettait à la porte sans raison, avec certainement trois grammes d'alcool dans le sang, enfin, mon ancien quotidien !

Pourtant quand ma sœur est partie là-bas je l'avais

prévenue mais elle a voulu tenter l'expérience et surtout elle voulait avoir son indépendance à dix-sept ans.
Du coup, elle a rencontré là-bas celui qui est devenu son compagnon et a eu un merveilleux petit garçon, Ethan, qui est né deux jours après Gianni.
Quelle coïncidence ! Des cousins de deux jours de différence.
Mais malheureusement la distance fait qu'ils ne se voient pas, à part sur skype.

Tout ça pour dire que je relativise énormément, je vois la vie en ROSE et toutes les conditions sont réunies pour continuer !
Depuis ma rencontre avec Tony, je vis sur un petit nuage, ma vie est juste un conte de princesse depuis que nos regards se sont croisés !
Nous savions que nous finirions par faire notre vie

ensemble, l’attirance qui nous unit est beaucoup trop forte pour la laisser filer et ce n'est pas les neuf cents kilomètres qui nous séparaient qui allaient nous décourager.
D'où ma venue à Paris pour vivre avec l'homme que j'aime !
Il est évident que ma famille a eu peur quand j'ai décidé de le suivre, j'avais vingt ans. Elle pensait que c'était de la folie, surtout que nous n’étions ensemble que depuis deux mois !
Il a dû passer par l’épreuve du repas de famille avant de pouvoir m’emmener à Paris.

Le Parisien débarquait dans la vraie famille Marseillaise, avec l’accent bien prononcé et nos grandes gueules !
Après six heures de route pour venir me retrouver, il arrive en sueur sous une chaleur de 35 degrés, juste

le temps de changer de chemise et nous partons chez mon oncle pour 19 h 30 tapante, pour l'apéro, dans un magnifique mas provençal étendu sur plusieurs hectares. La grande porte en bois massif s'ouvre et il se retrouve nez à nez devant mon tonton, 1m92 et 90 kg, des mains aussi grandes que mes deux mains et deux pieds réunis qui lui dit : « Ah c'est toi la tête de poulpe qui va emmener ma nièce ? »
L'atmosphère est tout de suite donnée, heureusement Tony est loin d'être coincé et lui répond avec humour. Delà une amitié très forte est née entre eux !

Nous avons onze ans de différences et il avait deux enfants.
Mais je savais que je faisais le bon choix !
Et pour l'anecdote, dès qu'une personne voyait ma carte d'identité à Paris, elle me disait : « Vous venez du sud ? Mais qu'est-ce que vous êtes venue faire ici,

il fait froid, le soleil ne vous manque pas ? »

Je lui répondais : « Mon soleil est à mes côtés, c'est justement lui que j'ai suivi ici ! »

C'est mignon !!! Disait mon âme sœur.

Chapitre 2:

Le commencement…

Tout a commencé un vendredi de juillet 2015, à trois heures du matin, je me suis réveillée avec mon bras gauche tout engourdi ainsi que plein de fourmillements, je change de position pensant que je suis restée trop appuyée sur mon bras en m'endormant, j'essaye de me rendormir… En vain… Au petit matin, c'est toute la partie gauche de mon corps jusqu'au cou qui est engourdi avec des

fourmillements.
Je ne me tracasse pas plus que ça, je me dis que ce doit être un nerf qui est pincé ou une mauvaise position dans le lit.

Le soir, nous allons manger au restaurant avec Tony et au bout d'une heure, j'ai eu une
énorme douleur dans l'œil gauche ainsi qu'une
très grosse migraine, impossible de bouger celui-ci,
c'est très douloureux, nous décidons de rentrer
à la maison.
Cette douleur m'était déjà arrivée quatre fois ses six dernières années.

Si je m'en souviens, c'est parce que cette douleur est juste atroce mais elle passe au bout de deux jours généralement.

La nuit qui suivit fut blanche également, mais cette fois-ci, un nouvel événement vint la perturber en plus de ce que j'avais déjà, une perte de sensibilité presque totale du côté gauche.
Je ne perds pas mon sang-froid, mais Tony se demande ce qui se passe, mais je le rassure, je lui dis que ça va passer.
Dans l'après-midi, je m'évanouis dans les escaliers, une chance que je n'avais pas Gianni dans les bras, j 'étais en train de le faire monter tout seul à quatre pattes.

Tony entend un « BOUM » suivi d'un hurlement de panique de Gianni, il se retourne et me voit allongée sur le sol inconsciente.
Je reprends conscience et je me dis, je dois manquer de sucre, Tony veut m'amener à l'hôpital, il n'aime pas ça du tout mais je refuse pensant que ça passerait.

Le lundi matin, ne voyant aucune amélioration je prends rendez-vous avec mon généraliste à 13 h 45.

Le lendemain à 13 h 45 :
Le médecin m'examine et me dit que je suis en risque d' AVC, elle me fait un courrier d'urgence neurologique à présenter aux urgences de l'hôpital de Larriboisière à Paris (c'est là où elle a fait ses études).

Arrivés sur place c'est : « le tiers-monde », Gianni est dans la poussette et les enfants n'ont pas le droit d'entrée.
Des portes battantes rafistolées, une espèce de vigile fait le tri avant d'accéder à l'accueil, des pancartes « Haut risque d'Ebola » sont accrochées partout, des gens sortis de nulle part débarquent de tous les côtés, nous étions arrivés dans la cour des miracles !

On se regarde avec insistance et on se comprend, je ne voulais pas aller dans cet hôpital, je rappelle mon généraliste pour savoir si je ne peux pas aller autre part, là, elle nous oriente vers le CHU de Meaux (ce qui était le plus près à la base pour nous).
Nous voilà repartis dans les embouteillages de la capitale en pleine heure de pointe.

Quatre heures plus tard nous arrivons enfin aux urgences.
Ils prennent ma lettre, m'examinent et vérifient ma tension toutes les demi-heures en prévention.
Je dis à Tony de rentrer à la maison avec Gianni, de toute manière ils ne pourront pas rentrer avec moi, je le tiendrai au courant dès que j'en saurai plus.
Deux heures plus tard un infirmier m'appelle, un interne m'examine et me dit que l'on va me faire un scanner pour voir ce qui se passe.

À ce moment, je suis dans le couloir des urgences, j'attends de passer un scanner pour éliminer l'AVC.
Une femme rentre sur une chaise roulante escortée de la police et des pompiers en hurlant : « j'ai tué mon mari !! » elle était immaculée de sang.
Ils la placent juste à côté de moi, ma première pensée est « si elle pète un plomb et qu'elle me plante, je suis dans la merde ! »
Même si je suppose que ce n'est pas possible avec un policier à ses côtés.
Les secondes deviennent des heures dans ces cas-là.
Une brancardière très sympathique vient me chercher, ouf ! Soulagée !
Elle me demande de retirer mes piercings et tout ce qui est métallique et elle lance le scanner et là je

commence à sentir ma langue me brûler, merde ! J'ai oublié mon piercing à la langue, je la préviens immédiatement !
Elle éclate de rire et lance une blague pour détendre l'atmosphère.
Ensuite, je suis prise en charge par un premier médecin qui ne me trouve pas dans l'ordinateur, je lui explique pourquoi je suis là, il commence à me parler dans « leur jargon », je ne comprends strictement rien, et son téléphone sonne et il s'en va sans rien dire… Depuis je ne l'ai jamais revu.

Les infirmières sont venues trois fois prendre mes constantes et m'ont fait un électrocardiogramme toutes les dix minutes.
Puis, un neurologue, le Docteur Demuydt rentre avec un interne, me redemande la raison de ma venue, lit la lettre de mon généraliste et me demande mes

symptômes et depuis quand ils durent.
Il m'examine, me fait une batterie de tests, le problème qui les inquiètent est vraisemblablement mon manque de sensibilité.
Il me dit que mon scanner est normal donc on élimine l' AVC, ce qui est une bonne nouvelle.
Il faut que je refasse d'autres examens dans la semaine en hôpital de jour, des IRM, il faut connaître la cause de ses symptômes, mais vu qu'il n'y a aucun risque vital à me garder pour la nuit, il me laisse rentrer chez moi et il me recontactera dans la semaine pour me donner la date de celles-ci.
Je rappelle mon mari pour qu'il vienne me chercher et lui explique ce que m'a dit le neurologue, en l'attendant je m'allume une bonne cigarette pour faire descendre la pression.

Cela fait deux ans que j'ai arrêté de fumer, je

vapote à présent, mais je m'octroie une petite cigarette en soirée ou en cas de stress comme dans ces moments-là, et ça ne sera pas la dernière !
Nous rentrons donc à la maison en attendant dans les jours à venir l'appel du neurologuc.
Nous sommes déjà rassurés qu'il n'y ait rien de grave à priori, je peux donc dormir sur mes deux oreilles !

Dans les deux jours qui ont suivi je suis retombée dans les pommes une fois encore en sortant des courses, ma main gauche se raidissait toute seule et une autre fois chez mon beau-père dans le salon.
Personne n’a compris ce qu’il se passait…
C'est impressionnant de ne plus contrôler son corps…
Le mercredi, je prends la décision d'appeler le service de neurologie pour voir si c'était normal. Je tombe sur le Dr Valleur, le neurologue que j’avais rencontré,

n'était pas présent, elle me conseille de venir le lendemain matin à neuf heures aux urgences, elle allait me programmer des IRM car ce n'était pas normal ce qui m'arrivait.

Le lendemain, je la rencontre vers onze heures, elle avait du retard, les IRM étaient prévus vers treize heures, au même moment le neurologue le DR Demuydt (que j'avais rencontré aux urgences la dernière fois) m'appelle sur mon portable , il me demande de venir à l'hôpital pour m'hospitaliser afin de pousser les investigations et avait prévu les IRM aujourd'hui . Je lui réponds que je suis au service des urgences et que je peux m'y rendre immédiatement, tout se goupillait, bien sauf l'hospitalisation... Je ne pensais pas venir ce matin et ne pas repartir !

Treize heures : IRM cérébrale de passé, je vais faire mon admission et je me rends dans ma chambre

la 1043 porte du service de neurologie.
J'appelle mon homme pour le tenir informé.
Je me retrouve à présent dans une spirale infernale où je ne me rends compte de rien, j'écoute et je fais ce que l'on me dit.

Quatorze heures : le neurologue vient me voir pour m'examiner, il me dit que mon IRM cérébral est normal, que je vais passer tout de suite une IRM médullaire (de la moelle épinière).

Je le passe… Et dès mon retour dans ma chambre il a reçu les images, les examine et revient me voir ensuite.
Vingt minutes se passent, il arrive et m'explique que les images présentent deux anomalies qu'il aimerait clarifier, ils ne savent pas si ce sont des anomalies de la machine ou s'il y a effectivement quelque chose sur

les images, donc je dois en repasser une dans quinze minutes avec injection.
Le stress commence à monter…
J'espère vraiment que c'est leur machine qui a un problème et non moi !

J'appelle mon mari pour me rassurer, il arrive toujours à me détendre et à me faire penser à autre chose.
Il trouve toujours les mots pour que je me détende et surtout ne pas penser au pire avant d'avoir les résultats.
En allant à l'IRM, je croise le DR Valleur, je lui explique que j'ai fait des premiers examens, elle est au courant et elle les a vus, elle me dit qu'à son avis ce sont des plaques, deux plaques en haut à gauche de ma moelle épinière mais qu'elle ne peut pas m'en dire plus car ce n'est pas mon neurologue.

Le courant passe bien avec elle, je lui demande si elle peut continuer à regarder le prochain IRM pour avoir un deuxième avis.
Elle m'explique qu'elle va suivre mon dossier en sous-marin.

Une fois les nouvelles images examinées par mon neurologue, il vient me voir avec l'interne et m'annonce effectivement que j'ai deux plaques en haut à gauche de ma moelle épinière, il me dit que c'est une « myélite transverse » on ne sait pas encore quelle en est la cause, il faut que je fasse un bilan sanguin complet et une ponction lombaire le lendemain.
Une ponction lombaire !! Oh non… Revivre le même épisode que la péridurale… Je n'ai vraiment pas envie, mais quand il faut, il faut !

J'ai un très mauvais souvenir de ma péridurale, car je ne l'ai pas nécessairement eu dans de bonnes conditions, cela s'est passé à la fin de ma grossesse il y a deux ans, cela faisait neuf mois et demi que je portais mon fils et ils ne me déclenchaient toujours pas l'accouchement.
Lors d'un ultime rendez-vous à l'hôpital pour vérifier que mon fils allait bien, l'infirmière très peu aimable me fait l'échographie et voit qu'il me reste très peu d'eau dans le ventre.
Le rythme cardiaque de mon bébé est irrégulier.
D'habitude, en mangeant du chocolat, ça le faisait bouger instantanément mais là rien !

Elle voulait me refaire partir chez moi mais j'ai demandé à ce qu'elle appelle un supérieur, là ils m'ont envoyé aux urgences en gynécologie.
Une autre infirmière m'ausculte et vu que j'étais à plus

deux semaines du terme, ils décident de me déclencher par propess, c'est comme un tampon qui diffuse des hormones, et elle me conseille de beaucoup marcher car mon col n'était ouvert qu'à un **centimètre**.

Je crois que j'ai visité tous les recoins de l'hôpital ainsi que monté toutes les marches et toujours rien !

Décidément, mon fils se faisait prier, il était bien dans mon ventre !

Le lendemain ils me mettent un nouveau propess et toujours rien !

Et durant tout ce temps impossible de trouver le sommeil !

À quinze heures, ils décident de m'emmener en salle d'accouchement, avec mon homme nous avons hâte de voir sa petite bouille !

Tout est préparé, son body, son pyjama, ses chaussettes, son chapeau… Et même son petit bracelet de maternité où dessus sont inscrits le nom de la mère et le prénom de l'enfant, mon mari en voyant ça, a cru que je voulais le déclarer sous mon nom, nous avons bien rigolé !

Ils me mettent sous perfusion avec de l'ocytocine pour le déclencher, cela provoque des fausses contractions très intenses !
Je fais même un skype avec mon père pour le rassurer !
Je mets de la musique pour me détendre et me balance de droite à gauche en me concentrant sur la douleur.
Une sage-femme vient pour me percer la poche des eaux, et me fait un mal de chien !!
Tout simplement car je n'avais plus d'eau dans le ventre !
Quand la douleur est devenue insupportable, j'ai bipé

pour que l'anesthésiste vienne me faire la péridurale, mon mari sort de la pièce et il me présente sa stagiaire, je ne suis pas en confiance !
Il me demande si j'accepterai qu'il la guide pour la péridurale, je refuse !
Une fois celle-ci posé, l'attente !

Je plane un petit peu, heureusement mon chéri est là pour me détendre !
L'anecdote c'est qu'en même temps, mon homme s'était lancé dans l'élection pour devenir maire de notre commune et il devait gérer une fusion avec un autre parti !
La sage-femme vient vérifier mon col fréquemment et elle est confiante, elle me dit que mon col s'est ouvert à cinq, je suis pressée de pouvoir enfin pousser pour voir mon petit bout, le mettre au monde par voie basse est très important pour moi, de toute manière

on ne m'a pas préparé à autre chose.

À minuit cinquante, une chef arrive pour m'examiner et on n'entend plus le cœur du bébé, branle-bas de combat, vite on m'annonce qu'ils vont faire une césarienne, que la sage-femme s'est trompée car mon col est toujours à un, il faut faire vite !

Je regarde mon homme et je m'effondre, pourquoi ? Toutes ses émotions se bousculent, je ne l'accepte pas !

J'espère que tout va bien se passer, ils me mettent sur un brancard et demande à mon homme s'il veut venir, bien sûr il accepte et va se mettre en tenue pour le bloc.

Là, je suis allongé les bras en croix, complètement nue avec un champ devant ma tête pour ne pas voir. Mon homme me rejoint et me réconforte, il me dit que tout va bien se passer mais je sais qu'il est inquiet également, les chirurgiens me demandent si je sens quand il appuie sur mon ventre et oui je sens tout !

L'anesthésie ne fait plus effet mais le temps est compté...
Il m'ouvre le ventre et là je sens toute la douleur, mais elle est comme inexistante, le principale est de voir mon fils à tout prix !
Pendant que le chirurgien commence la césarienne, le champ en face de ma tête tombe, je demande à ce qu'on le relève pour éviter que mon mari ne tombe dans les pommes !
Une heure onze du matin, j'entends les pleurs de mon fils, les chirurgiens disent :
Qu'est-ce qu'il a comme cheveux !!!

Le moment tant attendu est enfin arrivé, il me le pose sur moi et je vois cette merveille ! Le plus beau bébé du monde, Gianni !

Il est là ! Et il me regarde avec ses grands yeux !
Une infirmière immortalise ce moment avec une photo ! Les larmes coulent de bonheur ! Nous sommes comblés !
Mon mari part avec notre fils pour qu'ils me recousent.
À ce moment-là je ressens tout ce qu'ils font, ils me trifouillent dans le ventre, j'ai mal, je les supplie de m'endormir mais ils ne peuvent pas…
Je manque tomber dans les pommes…
Je me vois dans une espèce de carré en aluminium au plafond comme de la viande, ils se foutent de ma douleur, ils racontent leur beuverie de la veille.
Puis je me retrouve dans une pièce sombre pendant plusieurs heures avant de retrouver mon mari et mon fils…
Ça y est, je suis maman !
En rentrant dans ma chambre, quel bonheur de revoir mon petit bout et mon mari !

Bon, revenons à nos moutons, quand on m'a annoncé que je devais faire une ponction lombaire le lendemain à l'hôpital, je négocie avec le neurologue pour sortir le soir afin de rentrer chez moi car du coup je n'avais pas pris d'affaire sur moi et pour revenir le lendemain pour huit heures.

Le soir venu, nous discutons beaucoup avec mon mari de ce que peuvent être ses plaques sur ma moelle épinière, les médecins appelaient ça « une myélite transverse », après avoir consulté mon ami « Google » qui a un peu plus développé l'explication des médecins, on y voyait un peu plus clair.
Il s'agissait d'une inflammation de la moelle épinière causée par une pathologie mais laquelle ?
Décidément je n'ai pas de chance niveau santé, il m'arrive toujours quelque chose... Je dis toujours à

mon homme : « mon père t'avait prévenu, je suis un hôpital ambulant ! »
Cette nuit fut très courte... Le cerveau en ébullition, me demandant ce qui m'était tombé dessus.
Le trajet en voiture jusqu'à l'hôpital était plutôt silencieux, je pense que tous les deux nous nous demandions combien de temps nous allions attendre avant de savoir de quoi il en retournait et d'avoir au moins quelques pistes.

Neuf heures trente : Ils me font mon bilan sanguin, les infirmières sont vraiment chaleureuses et agréables.
Je repasse également un autre IRM cérébral.
Onze heures : On m'informe que celle-ci est normale et que ma ponction lombaire est prévue pour quatorze heures.

Quatorze heures : la douloureuse, une neurologue le

DR Kermi, l'interne et une infirmière rentrent dans ma chambre, ils m'expliquent le déroulement de la ponction lombaire.

L 'interne me désinfecte le dos avec de la bétadine, ils me disent que la douleur serait à peu près la même que pour la péridurale... Aie... On allait me mettre un masque à oxygène pour atténuer celle-ci, a priori je devais voir des éléphants roses avec ça !

C'est parti, on courbe le dos, on m'installe le masque, mais je ne le supporte pas donc je le retire, au revoir les éléphants roses et bonjour la douleur !

Là, je sens cette douleur très inconfortable et aiguë du cathéter qui bouge dans mon dos jusqu'à ce qu'il bute sur quelque chose.

Il ne faut surtout pas bouger donc je me concentre et pense à ma famille très fort en chantant dans ma tête la chanson que je chante à mon fils : « les petits poissons dans l'eau, nagent, nagent, nagent ..., les petits poissons dans l'eau nagent aussi bien que les gros ! »

Je sais ça paraît ridicule mais ça marche ! Malheureusement la chanson est trop courte donc j'enchaîne avec « pirouette, cacahuète » ils vont à l'aide d'une aiguille spécifique, la rentrer entre la troisième et la quatrième vertèbre lombaire pour ne pas toucher la moelle épinière, ils vont ainsi traverser « la dure-mère », on sent une sensation de résistance à la pénétration de l'aiguille puis il arrive à l'endroit où ils peuvent prélever le liquide.
Une fois qu'elle est mise en place ça va prendre quelques secondes pour récolter le liquide céphalo-rachidien.
Une fois terminé, l'interne me demande de tousser d'un coup sec pour le sortir et hop c'est fini !
Il me montre le liquide dans une petite fiole, ça

ressemble à de l'eau, il m'explique qu'il n'est pas trouble, c'est bon signe.
Mais il faudra environ trois semaines pour qu'il soit analysé.

Après la ponction lombaire, il faut que je passe six heures allongées sans bouger en buvant un maximum d'eau pour renouveler le liquide qu'ils m'ont prélevés.
Pour information le liquide céphalo-rachidien est le liquide dans lequel baigne notre cerveau et qui descend dans la moelle épinière.
L'attente est longue, je passe le temps en regardant Camping Paradis, j'ai des maux de tête et je sens mon dos affreusement raide, au bout de trois litres d'eau absorbées ma vessie arrive à saturation, une infirmière m'aide donc à me lever pour aller aux toilettes.

Vingt heures trente : Je peux enfin me lever mais sans forcer et je dois passer la nuit ici pour le coup. Mon homme vient avec mon fils me rendre visite, ça me fait énormément plaisir ! Surtout après cette journée éprouvante leur présence me fait beaucoup de bien.

Je demande à la neurologue de garde de le recevoir pour lui expliquer ce qu'est cette fameuse myélite, car les informations d'un neurologue sont plus explicatives que les miennes, et c'est important pour nous de vivre cette épreuve ensemble tout en connaissant tous les tenants et les aboutissants.
Le soutien de mon mari est sans failles !
Gianni ne comprend pas trop ce qui se passe mais il voit bien que sa maman n'est pas à la maison et qu'elle a bobo.
Il est très sage dans la salle d'attente de l'hôpital.

Heureusement que les puces n'ont pas à vivre ça, elles s'éclatent en vacances avec leur papy !
D'ailleurs, nous étions censés partir dans trois jours en vacances !
Mais pour le moment tout reste en stand by.
Le moment de la séparation arrive, ils doivent repartir à la maison, c'est la première fois que je passe la nuit loin d'eux, hors de la maison… Ce n'est pas facile, j'ai besoin de repos, car rappelons-le, je suis toujours engourdie, sans aucune sensation, avec les membres du côté gauche qui se bloquent et je sors d'une ponction lombaire.

Pendant la nuit ma jambe et mon bras gauche se bloquent de plus en plus, l'infirmière me donne des gouttes pour retrouver de la spasticité (raideur musculaire persistante), la nuit fut très longue !
Le lendemain matin le Dr Demuydt est venu me voir

pour m'expliquer les trois possibilités qui ont causé la myélite :

-une maladie virale
-une maladie auto-immune
-la sclérose en plaques

La première possibilité étant la meilleure vu qu'elle se soigne rapidement.
Le lendemain, la majorité des maladies virales étant éliminée, le neurologue prend la décision de ne pas me laisser sortir vu que mon état ne s'améliorait pas, il décide de me faire un bolus de corticoïde par intraveineuse pendant trois jours pour calmer l'inflammation de cette myélite pour pouvoir partir en vacances mais avec du retard du coup.

Avec Tony on encaisse plus ou moins le coup, on sait

que c'est pour mon bien et que ça aille mieux, le reste des résultats ne sera pas arrivé avant un mois, le neurologue me prévoit deux autres IRM cinq mois plus tard pour contrôler l'évolution des plaques.
Je préviens bien entendu ma famille pour les informer des avancées et du traitement par corticoïdes.
Mon père et Isa sont plutôt choqués mais mon père tient à se dire que ce n 'est pas une sclérose en plaque, le pire n'est pas envisageable pour lui et c'est normal en tant que père, on ne veut pas que des choses comme ça arrivent à ses enfants.
Là, ma seule envie est juste de faire nos valises et partir !

Loin de ses murs blancs de l'hôpital, de cette odeur de désinfectant, de toutes ses infirmières pourtant très gentilles et toutes ces questions sans réponses…

Mon quotidien à l'hôpital est de poser un maximum de questions pour savoir vers quoi m'orienter, à la limite du harcèlement !

J'ai besoin de réponses, de savoir où va mon avenir, l'avenir de ma famille, à quoi dois-je me préparer ?

Les deux jours restants passent à une vitesse folle, entre mon investigation et les valises à préparer.

Bien évidemment je demande une permission de trois heures pour tout préparer.

Même si mon merveilleux mari en plus de s'occuper de notre fils à plein-temps et de son travail, s'occupe les derniers préparatifs de nos vacances !

Et surprise, lors de ma permission pour préparer les valises, Gianni a décidé de marcher ! Et c'était le jour de ses seize mois, à croire qu'il a attendu que maman sorte de l'hôpital pour marcher !

Nous étions dans la cuisine avec Tony, Gianni voulait des « chocapic », qu'il dit : « Veut capic maman ! », j'en ai pris un peu dans ma main, Gianni était debout devant son père et il s'est mis à avancer vers moi en marchant ! Nous étions vraiment comme des fous tellement nous étions heureux, plus rien n'existait autour de nous à part le fait que notre fils marche !

Le dernier jour des corticoïdes est enfin arrivé, je cours après les infirmières pour qu'elle me commence rapidement le bolus car plus je commence tôt, plus je sors de bonne heure et c'est parti pour les vacances !

À quatorze heures, Tony arrive avec Gianni dans la voiture, le quatre-quatre chargé à bloc, la perfusion à peine débranchée, nous prenons la route direction le sud de la France.

Mon père nous attend pour manger, nous arrivons à vingt et une heures trente.

Nous sommes accueillis comme il se doit, même plus

encore, de grosses accolades, nous allons dormir dans la chambre de Nathan, mon frère, ils nous aident à décharger nos nombreuses valises, l'apéritif est déjà préparé dans le salon de jardin, Isa nous à préparer un bon carry (c'est un plat Mauricien dont Tony raffole et moi aussi d'ailleurs, j'en cuisine beaucoup à la maison mais le meilleur c'est le sien).

Le temps que les grands-parents et les tontons profitent un peu de Gianni et nous le mettons au lit, il a besoin de dormir, il se fait tard et nous nous avons besoin de nous délasser un peu.

La chaleur est idéale, nous nous installons tous en famille autour de bougies, les chants des cigales dans nos oreilles...

Se retrouver en famille fait du bien après tant de péripéties.

Chapitre 3 :

Les vacances...

Une bonne nuit de sommeil pour reprendre un peu de force.
J'ouvre mes yeux, je vois mon homme à mes côtés, je le regarde pendant des minutes entières.
Quel bonheur de se réveiller à côté de son mari et en dehors d'une chambre d'hôpital !
En sortant du lit, je papote avec Isa pendant que mon père installe un bon petit-déjeuner, il est parti

chercher des viennoiseries hum…
Mon père est vraiment aux petits soins.
Je ne peux pas m'exposer au soleil à cause des corticoïdes, sinon la peau devient violacée et des petites taches apparaissent sur celle-ci.
Je m'installe donc à l'ombre, pour profiter du moment présent devant cet appétissant petit-déjeuner.
Tony nous rejoint après une bonne douche,
Nohla joue avec Gianni dans une petite piscine gonflable que Nathan a gonflé.
Je raconte à mon père, Isa et Nathan les différentes possibilités de pathologie avec plus de détails, je leur montre les comptes rendus des médecins et puis je demande à ce qu'on ne parle plus trop de la maladie pour que je puisse penser un peu à autres choses.
Mes symptômes suffisent à m'y faire penser assez souvent…
À quinze heures avec Tony, nous partons tous les

deux en direction du Pontet, les grands-parents gardent Gianni jusqu'à demain.

Pour la naissance de notre fils, des amis nous ont offert un week-end en amoureux dans l'cndroit de notre choix et pour le coup, il tombe à pic !
Une magnifique auberge, un endroit magnifique, une parenthèse coupée du monde extérieur, une suite de luxe avec jacuzzi, spa, piscine intérieure et extérieure, hammam, sauna…
Ils nous accueillent avec un bon verre de blanc.

À peine les valises posées, nous nous rendons au massage, un massage relaxant en cabine double, lumière tamisée, bougies, lumière relaxante… Tout ça dans le plus simple appareil d'un string jetable !
Quel fou rire, nous avons eu quand Tony et moi, nous avons eu ce petit bout de plastique à enfiler !!

Je lui ai dit : « Tu vis ce que des millions de femmes vivent avec ça au quotidien dans les fesses ! » Suivi d'un gros fou rire !
Après le rire, le calme…
Le massage était tellement bon que j'ai failli m'endormir.
Le massage fini, le maillot et le peignoir épais et douillet enfilé, nous sirotons un bon thé à la menthe au bord de la piscine intérieure.
La pièce était immense, des murs en pierre, un double plafond éclairé avec des leds, un jacuzzi au fond de la pièce avec une grande horloge en fer forgé, le hammam et le sauna nous faisaient de l'œil ainsi qu'une douche assez bizarre où je n'ai pas vraiment saisi son utilité ; il y a
des petites leds partout, il faisait plutôt sombre, le jet d'eau faisait de la lumière, il appelle ça une douche luminothérapie… Ça doit bien servir à quelque

chose…

Impossible pour moi d'aller dans le sauna ou le hammam, la chaleur est beaucoup trop étouffante, alors le grand jacuzzi fera l'affaire.
Nous décidons à présent d'aller nous préparer pour aller manger !
Essayant de ressembler un peu à quelque chose, car pour tout vous dire, le masque de l'hôpital est présent sur mon visage et mon corps…

Je me suis séchée, je suis cernée, creusée, ridée… Bref, j'ai beau mettre la couche de maquillage, je ne ressemble à rien, même si Tony me dit le contraire.

Nous nous dirigeons vers Avignon intra-muros, à force de tourner, nous trouvons une place juste à côté du vieux centre-ville et nous voyons même la voiture

de l’endroit choisi, on s’installe dans un super restaurant.
Un très bon menu avec des mets de premier choix : foie gras, noix d’entrecôte et un dessert maison.
On se régale avec l'entrée, la viande arrivée, Tony est obligé de me la couper, car ma main s'est bloquée sur la fourchette…

Le patron nous regarde, j’imagine ce qu'il pense « elle a quoi celle-là, c'est une handicapée ? Ou bien elle est trop snobe pour couper sa viande ? »
Ça me coupe un peu l’appétit… Mais Tony sait comment me le redonner, en me faisant rire…
Le repas se passe très bien, nous appelons les puces en vacances pour prendre de leurs nouvelles, elles sont pressées de nous voir, comme nous d'ailleurs.
Quel plaisir de se retrouver tous les deux, en couple,

avec seulement nous comme préoccupation !
J'en avais besoin, nous en avions besoin !
Après le repas, une bonne cigarette en sirotant le verre de bon vin qui m'a fait la soirée, car les corticoïdes me donnent un goût de fer dans la bouche.

En temps normal après le repas, nous serions allés boire un verre dans un endroit branché, mais je suis fatiguée, nous rentrons donc à l'auberge pour profiter du jacuzzi dans la chambre… pour enfin s'écrouler dans le lit King seize.
À dix heures, nous ouvrons les yeux doucement, savourons ce moment unique, magique…
Cela faisait très longtemps que je n'avais pas passé une aussi bonne nuit, la veille, je m'étais écroulé comme un bébé, certainement le fait d'être loin de tout, coupé des problèmes, d'être dans une bulle avec

mon homme.

On toque à la porte, le petit-déjeuner est servi sur notre terrasse privée.

Le bruit des oiseaux, un jus d'orange pressé, des viennoiseries chaudes, confiture maison… Hum... Un régal !

Le petit-déjeuner englouti, nous allons au Spa profiter des derniers moments avant de retourner chez mon père.

J'avais juste envie que le temps s'arrête, et que l'on reste là à profiter du moment, sans personne, sans maladie…

Midi trente, on nous raccompagne à notre voiture et le voiturier nous salue en partant.

C'est vraiment un endroit que je conseille à tout le monde, et pour me souvenir à jamais de cet endroit, il a fallu que j'embarque un souvenir, le peignoir de l'hôtel.

Oui, je sais, c'est mal, mais c'est important pour moi ! Tony a dû s’asseoir sur la valise pour le rentrer !

De retour chez mon père, tout, c'était bien passé avec Gianni.
Papinou et mamy ZA sont des grands-parents comblés et gaga de leur petit-fils ! Gianni est bien entouré à jouer avec Nohla et Nathan, il a même dansé avec papinou sur du séga.
On est accueilli avec un bon riz frit (un plat mauricien également). Isa nous régale à chaque repas !

Les vacances se poursuivent, ma main se bloque toujours autant, mais, je fais avec.
J'ai eu quelques tâches violacées qui sont apparues sur le corps à cause du soleil, mais c'est temporaire.
Nous allons récupérer les puces au Lavandou.
Nous sommes vraiment contents de les revoir au bout

de trois semaines, et elles aussi !! On rattrape les câlins et les bisous, et elles s'éclatent de découvrir leur frère qui marche.

Nous retournons chez mon père où une surprise les attend, Isa leur avait ramené des robes séga de l'île Maurice.

Elles veulent les mettre tout de suite, et s' amusent bien avec leur frère et Nohla, ils s'empressent d'aller dans la piscine pour s' amuser au ballon.

Pendant une semaine, nous faisons le tour de la famille, nous passons vraiment de très bons moments !

Nous rendons visite à mon oncle et ma tante, il ne se passe pas une fois où nous manquons d'aller les voir, ce sont des personnes extraordinaires aussi, je peux tout le temps compter sur eux et eux sur moi.

Les filles jouent avec tous leurs cousins dans la piscine pendant que les adultes mangent et discutent sous le grand saule pleureur, « l'arbre de l'amitié ».
Mon oncle et Tony ont une relation particulière, ils s'entendent à merveille, ils ont beaucoup d'estime l'un envers l'autre.
Ma cousine est avec nous chez ses parents.

Quand j'habitais dans le sud, nous avions une relation fusionnelle, tout le monde nous prenait pour des sœurs, nous avons même vécu ensemble, nous n'avions pas besoin de parler pour se comprendre, on finissait nos phrases, au moindre appel, on se pliait en quatre pour aider l'autre, c'est bien pour ça que la question ne se posait même pas quand j'ai appris que j'étais enceinte, je lui ai immédiatement proposé d'être la marraine de mon fils.
Nous allons également manger avec mon grand frère

Nicolas (le premier enfant de mon père), il a deux enfants Enzo et Lou. Une très bonne journée passée dans la piscine.

Il ne manque que ma sœur qui est trop loin…

Nous allons aussi voir les cousins, où un barbecue de roi nous attendait, une très bonne journée, ils avaient prévu un bon « Bandol » que mon cousin a cassé en ouvrant le frigo, il y avait une bonne odeur de vin dans la cuisine, on a bien rigolé. Gianni a vu pour la première fois des chevaux.

Le huit août, nous fêtons mon anniversaire, mon père a préparé une grosse paella au feu de bois, c'est le roi de la paella !

Un autre cousin et sa femme viennent participer à la fête.

Nous passons une excellente soirée à danser et à chanter, ça fait du bien !

Le lendemain, direction le Lavandou dans un camping

cinq étoiles !

Nous emmenons mon frère Nathan avec nous, à quatre à l'arrière de la voiture, ils sont bien serrés !

Mais nous avons simplement deux heures de route.

Arrivés sur place, Tony et Nathan ont tout installé sur l'emplacement, la caravane, la tonnelle, la piscine…

Mieux qu'un emplacement avec mobile-home ;

Les puces dormiront avec leur grand-père et Nathan dans une tente.

Il fait beau, nous allons à la plage, on fait du bateau, des barbecues !

Ma main se bloque toujours et je reste très fatiguée, mais heureusement mon merveilleux homme et Nathan m'aident beaucoup. Ça fait du bien d'être soutenue !

Mon frère a été beaucoup touché pour ma myélite, nous en avons beaucoup parlé, il a été d'un grand soutien, je suis heureuse qu'il passe ses vacances

avec nous !
Je suis très proche de lui, on peut tout se dire, c'est un garçon posé pour son âge et très calme, toujours prêt à aider.
Le lendemain, nous avons pris le bateau, une belle journée, nous sommes allés voir les îles, Tony, Nathan et les puces ont plongé, l'eau était turquoise, c'était vraiment magnifique !

Sur le retour, il y avait beaucoup de vagues, j'étais assise du côté passager avec Gianni dans mes bras avec un gilet de sauvetage sur lui et mon bras s’est complètement bloqué sur lui, ça m'a épuisé, Tony a mis beaucoup de temps pour me débloquer.
Les vacances se poursuivent et avec le temps, je vais mieux.

Chapitre 4 :

Retour à la réalité.

Rentrer à la maison fait du bien ! Les puces ont fait leurs rentrées au CM2, elles sont contentes ! Tony reprend le travail, et moi, je continue d'élever notre merveilleux fils qui fait des progrès jour après jour, il parle de mieux en mieux et il sait se faire comprendre !

Le treize septembre... Je me réveille à nouveau avec

des engourdissements et des fourmillements, je suis très fatiguée, la moindre tâche me paraît une montagne, mes membres du côté gauche se bloquent à nouveau et j'ai un mal de crâne terrible, je n'arrive plus du tout à me concentrer et à faire les choses les plus banales !

J'attends quelques jours et j'appelle le service neurologie, un neurologue me dit que ça n'a rien d'urgent, que mon neurologue est en vacances, que leur service affiche complet, de les rappeler dans deux jours.

Le temps est long... Et les deux jours sont horribles, je ne dors plus du tout et mon corps faiblit...

Je les rappelle et le Docteur Valleur me dit de venir le lendemain matin, qu' elle me trouvera une place en hospitalisation.

Le lendemain, mon homme s'organise avec Gianni, il me dépose avec ma valise à l' hôpital.

J' attends environ une heure et le Docteur Valleur me fait rentrer discrètement dans le bureau du chef de la neurologie car il était vide.
Elle me demande ce qui ce passe et regarde mon dossier informatiquement, il y a des résultats d' examens qui sont arrivés depuis le mois de juillet.
Avec conviction, elle m' annonce que je n'ai rien de virale, mais en l'occurrence, ma ponction lombaire a révélé une inflammation aiguë de la moelle épinière.
Boum !! Le choc, elle sort les résultats de l'imprimante surlignant le verdict au stabilo rose !
Elle me précise qu'elle n' a pas le droit de m'en parler vu que ce n'est pas mon neurologue attitré, mais elle m'avait promis qu'elle suivrait mon dossier en sous-marin.
Elle me dit que je suis en :

HAUTE SUSPICION DE SCLÉROSE EN PLAQUES !

Je suis étrangement calme, je lui demande la suite, elle appelle donc
le back up du Docteur Demuydt, elle arrive dans le bureau et elle prend des pincettes pour lui expliquer ma venue à l'hôpital, mes symptômes qui étaient revenus et qu'il fallait m'hospitaliser.

Le Docteur Kermi, vexé, me dit qu'ils n'ont plus de place et qu'il faut revenir demain, que nous allons refaire des IRM.
On me remercie, me dit à demain, on ferme la porte… Et là… Je me retrouve seule au monde dans un hall d'entrée, ma valise dans ma main droite,
ma main gauche de bloquée et mon cœur qui bat la chamade…

Et là, mes yeux coulent…

Qu'est-ce-qui se passe ?

Que dois-je faire ?
Le Docteur Valleur sort et me réconforte, elle s'excuse et me promet qu'elle suivra mon dossier.
Je la remercie et je sors, j'allume une cigarette et prends une grosse inspiration pour me calmer.
J'appelle mon homme, je lui explique avec calme, il est consterné, il vient me chercher sur-le-champ !

En raccrochant, j'appelle mon parrain, j'ai besoin de parler, et il a toujours les mots qu' il faut, nous sommes très proches, lui et sa femme Pascale sont des gens rares, le cœur sur la main, sincères, compréhensifs et tant d'autres choses…
Nous ne nous voyons malheureusement pas souvent, car il habite du côté de Foix.

Il est abasourdi lui aussi, mais il me rassure et me demande de le tenir informé.

Tony arrive, je lui explique tout dans les moindres détails, mais la pilule a du mal passer aussi,

le fait qu'ils m'ont fait venir et de m'expédier de la sorte !

Il est pressé que les médecins poussent leurs investigations et trouvent cette putain de maladie !

La soirée est longue ainsi que la nuit, mon homme est là pour moi à 100 000 pour-cent et il ne me montre pas son inquiétude, mais je le connais.

Le lendemain à neuf heures, je suis de nouveau dans les locaux de l'hôpital, et là, huit longs jours vont se succéder !

Le Docteur Kermi prend mon dossier en charge en l'absence de mon neurologue, elle

me fait faire de nouvelles IRM, part sur des pistes déjà explorées, vient me parler entre deux portes

sans jamais prendre le temps de rentrer, s'asseoir dans la chambre pour m'expliquer et là,
je pète littéralement les plombs, je vais voir les autres neurologues pour connaître les résultats et demande à voir mes IRM.

J'arrive à avoir des bribes d'informations avec chaque médecin, chacun s' accordant des réserves.
J'exprime haut et fort mon désir de savoir et de comprendre ce qui m'arrive !
Mon état empire, je n'arrive plus à marcher tellement ma jambe se bloque, je demande au Docteur Valleur de ne plus être prise en charge par le
Docteur Kermi, qu'elle cherche n'importe où, mais pas au bon endroit, je le sens, et elle me le confirme.
Le soir, une vive discussion éclate entre les neurologues à son sujet, tout le service est au courant, les infirmières viennent m'en parler, ce sont

mes copines, je connais tout le monde là-bas à présent.
Un soir sur deux, Tony vient me rendre visite avec les enfants.
Ce n'est pas facile pour lui, il a Gianni, les puces, la maison, le travail et l'école à gérer ainsi que sa femme à l'hôpital !

Malgré tout, il gère ça d'une main de maître.
On essaye de se faire des Skype, Gianni souffre beaucoup de mon absence, il m'en veut, je le ressens et ça me fait mal, j'ai l'impression de les abandonner... De manquer à mon rôle de femme et de mère contre mon gré bien sûr, mais pour une bonne raison.
Le lendemain de la discussion entre neurologues, le Docteur Kermi est venue me voir toute mielleuse, elle s'est enfin assise et m'a expliqué les résultats

que je connaissais déjà , enfin un peu de professionnalisme.
Elle me dit que vu mon état qui ne s'améliorait pas, bien au contraire, ils ont décidé de me faire un bolus de corticoïde pour calmer l'inflammation.

Il était temps ! Elle attendait quoi ?
Je comprends qu'ils fassent un métier difficile, mais des fois, ils manquent cruellement d'empathie et de recul.

Le lendemain matin, le bolus commence, il dure cinq heures cette fois, moi, je fais ma vie, je lis, regarde la télé, parle avec les infirmières, je parle au téléphone avec Tony, avec ma famille, vais prendre un thé à la cafétéria ...

Le soir venu, après avoir remis un coup de pression

pour savoir s'ils en savaient plus, le chef de la neurologie, le Docteur Omeri vient me voir dans ma chambre, il m'explique que
mes IRM montrent deux plaques en haut à gauche de ma moelle épinière ainsi que deux plaques dans le cerveau, que ma ponction lombaire indique une inflammation aiguë de la moelle, qu' à priori j'ai déjà fait cinq épisodes de la sorte dans le passé, que mes examens oculaires (champs visuels…) ne sont pas très bons, j'ai une névrite optique et un scotome…

En trois mois, j'ai eu deux épisodes de poussée… Et il vient de cocher la dernière case pour trouver ma maladie qui est

« La Sclérose en Plaque »

Il prend le temps de m'expliquer la maladie, qu'en ce

moment, je suis dans ce qu'on appelle une poussée, que mes globules blancs attaquent mon système nerveux ce qui cause tous ses symptômes.
Le bolus de corticoïdes, du « solumédrole » sert à calmer l'inflammation pour faire en sorte quc les symptômes partent plus rapidement.
Il peut y avoir des séquelles ou pas, il me faudra de la rééducation chez un kinésithérapeute et l'on va me proposer différent protocole de soins, une fois que ma demande de cent pour-cent sera validée par la sécurité sociale (ce qui veut dire une prise en charge complète de soins pour cette maladie par la sécurité sociale).

On ne meurt pas de cette maladie, elle est hétérogène, chaque cas est différent et pas comparable, les poussées et l'aggravation de la maladie varient d'une personne à l'autre.

Mon neurologue rentre demain de vacances et il m'expliquera plus dans les détails et répondra à mes questions, sur ce, il prend congé, la porte se referme.
Je ne réalise pas, je regarde cette grande chambre blanche, la télévision est éteinte, je regarde mon plateau-repas qui a eu le temps de refroidir depuis...
Et je me vois assise sur ce lit d'hôpital à me demander ce qui m'arrive...

Ai-je bien tout compris ?
J'ai une sclérose en plaques... Je sens à la fois comme un soulagement de savoir, mais aussi de la peur, de l'anxiété, qu'est-ce qui va arriver ensuite ?

Je sors fumer une cigarette et j'appelle Tony sur le champ, nous parlons peut-être une heure au téléphone, lui-même se demande s'il est en train de

faire un cauchemar ou est-ce bien la réalité ?
Il me demande d'être forte, que
tout va bien se passer, qu' il est là à mes côtés et qu' il le restera toujours, que nous allons affronter cette putain de maladie ensemble !

Nous connaissions l'éventualité de cette maladie, on s'y était préparé pourtant, mais en fait, on ne se prépare jamais à ça !
On se dit qu'en se préparant, en apprenant que c'est autre chose de bénin le soulagement est immense !
Mais là ce n'est pas le cas, l'inverse, s'est produit !
En raccrochant, c'est le calme, le vide, l'incompréhension… Ma tête est vide, je n'arrive plus à penser.
Je préviens mes proches en les rassurant, en parlant avec automatisme, car je crois que je ne réalise pas les mots que je prononce, je ne fais que les répéter

mécaniquement.
Bizarrement, c'est moi qui les calme, les apaise, leur explique de ne pas craquer, je sèche leurs larmes…. Car les miennes ne coulent pas….

Le jour suivant le Docteur Demuydt est là, il vient me voir à la première heure, il m'explique que la demande de cent pour cent a été déclenchée, je vais être prise en charge complètement pour les soins par la sécurité sociale car je suis malade, j'ai une SEP !

Il m'explique :

« La SEP est une maladie auto-immune, cela signifie que le système de défense (système immunitaire), habituellement impliqué dans la lutte contre les agents étrangers qui s'attaquent à l'individu (bactéries ou virus), « s'emballe » et se met à attaquer les

propres éléments de l’organisme.
Dans la SEP, le système immunitaire attaque la myéline des neurones du système nerveux central. »
Il me propose deux traitements de fond, des comprimés à prendre par voie orale : « Aubagio » et « Tecfidera », à moi de prendre la décision en fonction des effets secondaires qui sont à peu près
les mêmes, ma décision est à prendre pour notre prochain rendez-vous d’ici un mois.
Tony vient me voir le soir, ça fait vraiment du bien de le voir et de voir les enfants.
Il a pris une claque lui aussi, mais comme il me le dit, on vivra ça ensemble, on est plus fort qu'elle !!!

Chapitre 5 :

Retour à la maison

Enfin chez soi !

J'essaye de retrouver mes marques, je suis perdue, je ne dors toujours pas la nuit malgré les somnifères qu'ils m'ont prescrits, j'oublie tout, moi qui étais un véritable pense-bête, j'ai même oublié une fois de donner le goûter à mon fils !

Je vais à ma première séance de kiné, Tony m'accompagne, le kiné me demande de me mettre devant l'espalier et de mettre mon pied gauche sur la première barre et là, je n'y arrive pas !
J'ai l'impression de me noyer, de tomber dans le vide, tout s'effondre !
Je réalise que… J'ai un problème ! La maladie est visible !
Je regarde mon homme et je m'effondre en larmes…
Moi qui croyais tout contrôler, tout gérer,
je ne gère plus rien, je suis juste prisonnière de mon corps, mon sourire s'éteint.
Suis-je morte ? Réussirais-je un jour à jouer au foot avec mon fils ?

La claque est dure à encaisser.
Le soir, mon mari me réconforte, il me dit que c'est

normal, ça va prendre du temps avant que je récupère complètement ma motricité.
J'enchaîne les séances trois fois par semaine avec le kiné en donnant à chaque fois mon maximum !
Petit à petit, je vois quelques améliorations, mais la plus dure à vrai dire, c'est le quotidien.

Gérer la fatigue, ce n'est pas une fatigue habituelle, c'est pesant.

Moi qui suis une personne très dynamique, sociable, qui ne s'arrête jamais, qui fait toutes les choses avec le sourire, avec une patience à toute épreuve… Je suis devenue quelqu'un de moins patient, irritable, je suis dans ma bulle, renfermée sur moi-même en attendant désespérément le moment où je vais me réveiller !
Je ne discute plus, je ne ris plus…Je ne suis que

l'ombre de moi-même.

Quelques jours plus tard j'ai une grosse douleur dans le mollet gauche, j'appelle mon généraliste qui me dit, qu'il faut que j'aille aux urgences pour éliminer un risque de phlébite car je suis restée allongée longtemps à l'hôpital.
Arrivée aux urgences à côté de chez moi ils me prennent rapidement en charge.
Enfin, ils m'emmènent dans une autre salle sur un lit pour attendre le médecin.

À côté de moi il y avait un homme qui a expliqué à l'infirmière pourquoi il était là, j'étais en ligne avec mon mari qui était rentré à la maison car on ne sait pas combien de temps ils allaient me garder.
Il explique donc à l'infirmière qu'il s'était déjà fait opérer deux fois pour une déchirure anale et là il y

était allé trop fort avec son copain et qu'il ne pouvait plus s'asseoir tellement il était déchiré, j'avais envie de rigoler avec Tony au téléphone !
Surtout qu'il l'expliquait à haute voix sans aucune pudeur !

Au final j'ai rapidement été prise en charge, ils m'ont fait un Doppler et il n'y avait pas de phlébite heureusement, il me fallait juste du potassium, les douleurs venaient de la maladie.

Quelques jours plus tard je décide de prendre contact avec le réseau SINDEFI, c'est une association qui aide les personnes atteintes de la même maladie que moi, la SEP, c'est une patiente de l'hôpital qui me l'a conseillé, elle en fait partie et l'association l'a beaucoup aidée.
Je contacte donc la neuropsychologue, Mme Caro,

elle me propose de la rencontrer ainsi que l'infirmière du réseau Mme Rire début novembre à l'hôpital de Meaux.
Je trouverais peut-être de l'aide pour surmonter cette maladie, ils doivent avoir l’habitude.

Le vingt-trois octobre, le jour des dix ans des puces, j'ai rendez-vous avec mon neurologue pour mettre en place mon protocole de soins pour mon traitement, nous nous y rendons avec Tony pour treize heures.
Le Dr Demuydt me demande comment je vais, je lui explique que je vais mieux, il ne me reste plus que la fatigue, la main qui se bloque de temps en temps, le manque de sommeil et quelques problèmes de motricité.
Il me reparle de la maladie et me demande quel traitement j'ai choisi, j'ai opté pour « Aubagio », une prise par jour, des prises de sang à faire toutes les

deux semaines pour vérifier mes taux et voir si le médicament n'attaque pas mon foie.

Il y a une petite liste d'effets secondaires qui me paraît tout à fait correctes car ils ne sont pas fréquents en général.

Le traitement mettra six mois à faire effet dans mon corps, son but est d'espacer au maximum les poussées, il ne guérit pas, aucun traitement ne guérit cette maladie.

Le processus de traitement consiste grosso modo à déplacer la maison des globules blancs plus loin et la renforcer pour éviter qu'ils s'échappent et qu'ils aillent attaquer mon système nerveux et ainsi être un peu pénard !

Je mets beaucoup d'espoir dans ce traitement !

Le soir, nous allons à la pharmacie pour le commander, il m'informe qu'il sera disponible demain

et qu'il coûte 590 euros !
Heureusement que la sécurité sociale le prend en charge.

Nous n’avons pas les puces aujourd’hui pour leur anniversaire, elles sont chez leur mère, nous les récupérerons le dimanche car c'est les vacances scolaires et nous le fêterons le vendredi suivant avec ma belle-mère, elle vient nous rendre visite pour quelques jours.

Le fait d'avoir commencé mon traitement me fait du bien, je me dis que le bout du tunnel approche.

Ma belle-mère est arrivée, elle nous a ramené des bonnes huîtres de Royan, un vrai régal !
Je m'entends très bien avec elle, c'est rare de bien s’entendre avec sa belle-mère mais c'est mon cas.

Je prépare avec elle le soir, le gâteau d'anniversaire des puces, un gâteau 3D en pâte à sucre, c'est ma spécialité, sur le thème Violetta !

Génoise vanille et ganache au chocolat, hum...
Ça fait quatre ans que je me suis mis à en faire, j'ai appris en suivant les tutos sur « YouTube », j'en ai fait pour diverses occasions, j'ai même réalisé une pièce montée pour un mariage pour cent personnes sur plusieurs étages.

Là, j'ai commandé ce qu'il me fallait, ainsi que d'autres éléments car dans deux semaines je leur en refais un car elles le fêtent à nouveau mais là avec leurs copains au « laser game », il sera sur le thème du football !
Le vendredi soir, nous organisons leur soirée d'anniversaire et nous invitons Greg et son fils, un ami

à Tony, les puces sont contentes !
Elles découvrent enfin leur gâteau avec surprise elles ne s'en doutaient pas car je leur avais dit que j'étais trop fatiguée pour leur faire un beau gâteau mais que je me rattraperai en faisant celui sur le thème du foot !
Elles ont été gâtées !
Pendant la soirée, je me sens frustrée car je suis très fatiguée et je n'arrive pas à profiter comme je le voudrais, ma main n'arrête pas de se bloquer.
Heureusement, en ce moment ma mutuelle me donne droit à dix-sept heures de ménage pour m'aider, ça me soulage à la maison, même si je ne peux pas m'empêcher d'en faire trop.
Quand l'engourdissement ou les fourmillements dans mon corps arrivent, je m'active et me transforme en fée du ménage pour oublier ce qu'il se passe dans mon corps.

Le lendemain c'est Halloween, nous allons acheter des chapeaux de sorcières et je me transforme en maquilleuse !
Tout le monde y passe et se fait maquiller, ma belle-mère, Lorna et moi en sorcière, Maïwen en citrouille et Gianni en squelette, Tony est au travail donc il passe à travers les mailles du filet !
Le soir, quand il rentre, il éclate de rire en nous voyant, on fait peur, il prend des photos en souvenirs !
Il nous attend à la maison pendant que nous partons en expédition chez le voisinage pour récupérer un maximum de bonbons !
Gianni n'arrête pas de dire : « on y va ? Ya quelqu'un ? Bonbon ? »
On a passé un très bon moment et en rentrant… Surprise… Mon homme a joué le jeu et il s'est maquillé, super !!
On met des bougies en forme de monstre sur la table,

nous sortons nos feuilletés aux saucisses en forme de doigt ensanglantés avec du ketchup et nous gonflons des ballons citrouille et fantôme avec une LED à l'intérieur dans la maison !
C'est parti pour fêter Halloween !
À table, nous n'arrêtons pas de rigoler en voyant nos têtes respectives tellement nous faisons peur !
À vingt-trois heures, je vais prendre une bonne douche, ma jambe s'est bloquée durant tout le repas, je suis exténuée !

Le lundi suivant, ma belle-mère s'en va.
Je commence à voir les effets secondaires du traitement, j'ai des nausées tout le temps, à chaque coup de brosse je perds beaucoup de cheveux et mon transit intestinal est complètement déréglé dans le mauvais sens du terme.
Le mardi j'ai rendez-vous à l'hôpital en consultation

externe avec le DR Romera, je dois faire une électromyographie, il insère deux fines aiguilles en haut du crâne et cela consiste à enregistrer l'activité électrique des nerfs et des muscles, soit au repos, soit lors d'une activation volontaire. Des électrodes vont recueillir ces informations pour voir s'il y a des anomalies, dans mon cas au niveau du nerf optique. J'avais déjà rencontré ce neurologue il y a quatre ans, j'avais le bras gauche tout engourdi avec de forts fourmillements.

Avec le recul nous savons que c'était une poussée mais à l'époque on n'en avait aucune idée.

Il pensait que c'était le canal carpien, mais après l'examen il ne savait pas et n'avait pas poussé les investigations.

Lors de cette électromyographie, je suis face à quelqu'un qui ne parle pas, qui ne m'explique même

pas en quoi consiste cet examen et répond à peine à mes questions...
En sortant du rendez-vous je ne me trouve pas plus avancée, je suis juste en possession de plusieurs papiers avec plein de traits imprimés dessus et des mots qui pourraient être du chinois vu que je n'y comprends rien !
Enfin, vu qu'il parle dans le jargon médical...
En appelant mon neurologue, il m'explique que l'examen est plutôt bon vu que mon nerf optique n'est pas touché comme l'on s'imaginait, ce qui est une bonne nouvelle !
Ce n'était pourtant pas compliqué de me dire ça en fin d'examen, j'aurais été rassurée !
J'effectue également un examen pour la vue, mon champ visuel ~~à~~ a un peu progressé mais il n'est pas encore bon. Cet examen consiste à appuyer sur un bouton dès que l'on voit un point s'allumer à l'intérieur

d'une grande boite (je caricature un peu) avec un œil caché.

Le mercredi, nous partons à l'hôpital pour mes rendez-vous avec l'infirmière à treize heures et à quatorze heures avec la psychologue.
Nous nous retrouvons à la cafétéria et l'infirmière nous emmène dans une salle de réunion au sous-sol de l'hôpital.
Mme Rire, une femme super, commence par me poser des questions sur moi, ma vie…, questions qui nous font rire bêtement, puis elle me demande :

- Faites-vous du sport ? Non
-Avez-vous des hobbies ? Non
-Avez-vous des passions ? Non

Et Tony me dit, en fait tu es en train de lui dire que tu

n'aimes rien dans ta vie ?
J'éclate de rire, je me rends compte que je me suis tellement mis dans ma bulle que j'en avais oublié ce que j'aimais !!
Je souris et je réponds à l'infirmière que j'aime m'occuper de ma famille, voyager, aller au théâtre, au cinéma, la musique, faire des gâteaux en pâte à sucre, me balader…

Puis vient le moment où elle me parle de la maladie, elle me demande si je sais ce qu'est la SEP, quand m'a-t-on diagnostiquée ? et elle me pose une question : « comment avez-vous vécu le moment où on vous a annoncé que vous aviez une sclérose en plaques ? »
Et là…Je fonds en larmes, je n'arrive plus à parler, et oui, je suis malade et pourtant j'essaye de faire en sorte que ça ne se voit pas…mais les larmes coulent,

elle me donne un mouchoir.
Je n'arrive pas à expliquer à une inconnue comment je le vis et surtout que je l'occulte !
Tandis qu'à mes proches, je leur explique sans problème, sans sourciller, car je veux montrer que je suis forte mais en fait, tout le monde a ses faiblesses !
Devant elle, le masque tombe et je me retrouve complètement mise à nu.
C'est dur de voir la réalité en face, mais ça fait du bien quelque part…
À trop vouloir protéger les autres on en oublie de se protéger soi-même et on se perd…
Faire appel au réseau SINDEFI était en fait un appel au secours, ce que je n'ai jamais fait, je me débrouille toujours toute seule.
Il le fallait, pour mon bien mais aussi pour ma famille.
Le rendez-vous fut très enrichissant, mais court, ensuite l'infirmière nous accompagne pour rencontrer

la psychologue.
Pendant celui-ci, elle nous interroge sur nos attentes, nos questions et en parlant, la psy pense que je pourrais avoir besoin d'antidépresseurs à faible dose pour faire encaisser à mon corps l'annonce de la maladie, que ça résoudrait peut-être mon problème de sommeil combiné à mon somnifère.

Elle me conseille de ne pas en faire trop et surtout d'écouter mon corps.
Nous prévoyons de nous revoir le mois prochain pour faire un point.

Sur le chemin du retour, avec mon homme, on en ressent que du positif, ça nous a permis de mieux appréhender la maladie avec des conseils pour mieux vivre et mieux comprendre également ce que l'autre a vécu depuis l'annonce de celle-ci.

Chapitre 6 :

Effets secondaires

Depuis le rendez-vous à l'hôpital j'ai pris la décision d'aller voir le généraliste pour prendre des antidépresseurs.

Pourtant, je ne suis pas dépressive, il n'y a pas que les dépressifs qui en avaient besoin, m'ont-ils expliqués, ma tête cogite trop la nuit, et ça va m'aider apparemment à ce niveau.

J'ai bien précisé à mon médecin que je ne voulais pas d'un médicament qui me rende apathique avec la bouche pâteuse, je ne voulais surtout pas voir d'effets visibles sur moi.
Elle m'a donc prescrit du « séroplex » en 10 mg, il allait mettre trois semaines à commencer à faire effet. Je commence donc le soir même à le prendre.

Je continue mes séances de kiné, j'étais contente car les progrès commençaient à se voir, je m'amusais même à faire ma maligne en levant ma jambe plus haut que ce qu'il me demandait, mon homme était vraiment fier de moi, il me disait que mon évolution était flagrante !

Mi-novembre le calvaire commence, en plus de la perte de cheveux (je me les attachais tout le temps pour éviter que ça se voit), mes nausées s'accentuaient et j'avais maintenant des vomissements tous les jours, mes problèmes de transit intestinal s'accentuaient aussi, impossible de me retenir.

Juste au moment où j'avais enfin retrouvé le sommeil !

À croire que l'on n'est jamais tranquille avec cette foutue maladie !

Au bout de deux semaines d'effets secondaires intensifs, j'en avais marre, je n'en pouvais plus, j'avais même envie d'arrêter mon traitement, mais Tony me dissuada, il me disait d'attendre, que les effets positifs n'allaient pas tarder, il me soutenait beaucoup, comme toujours... Mais c'était dur, j'en pleurais même la nuit.

Étonnamment, à croire que le bon Dieu m'avait entendu, le lendemain les vomissements s'arrêtaient et je ne me bloquais plus, il ne me restait plus que la perte des cheveux, les nausées et mes problèmes de transit.

Je retrouvais le sourire ainsi qu'un semblant de vie normale, on recommençait à sortir, j'étais moins fatiguée, le rire avait repris place dans notre maison, enfin !
Je me suis dit ça y est, le plus dur est derrière nous, on va de l'avant à présent car en pleine poussée, tout tourne autour de ça malheureusement, c'est un combat de tous les jours !
La seule chose qui était dure pour moi était de faire les courses, la foule m'oppressait donc je me fatiguais très vite.
Et j'avais également beaucoup de mal à me concentrer et à me rappeler des choses.
Le reste du temps je composais, j'avais enfin appris à vivre avec elle, la maladie.

Je continuais l'apprentissage de mon fils, nos journées étaient remplies de diverses activités : peinture, gommettes, dessin…
Les longues discutions avec mon homme sont revenues, à refaire le monde… Les ballades, je recommence la pâtisserie avec les puces, une vie normale quoi !

Début décembre nous retournons voir l'infirmière et la psychologue, le rendez-vous se déroule très bien, elles me trouvent transformée, j'ai le sourire, la patate !
Rien à voir avec le précédent rendez-vous que nous avions eu, elles trouvent que j'ai un très bon moral et une bonne vision de l'avenir avec la maladie.
Peut-être que les antidépresseurs font leurs effets… Je n'arrive pas à comprendre comment une petite pilule peut changer un comportement, mais dans tous

les cas ça ne peut pas me faire de mal, donc je continuerai à le prendre.
Elle me demande si j'ai envie de faire partie d'un groupe de parole, mais ça ne m'intéresse pas. Parler de moi et de la maladie je n'en ai pas envie pour le moment, et je me connais, si j'écoute les autres en parler, s'il y en a qui le vivent mal je vais vouloir les aider, c'est plus fort que moi et pour le moment je préfère m'occuper de moi égoïstement et de ma famille avant de m'occuper des autres... Peut-être plus tard mais pas maintenant, c'est encore trop frais.
Laisser le temps à mon traitement de se mettre en place.
« La maladie est comme un match de boxe, à la fin d'un round, il y a une pause, on croit que le match touche à sa fin et que l'on a gagné mais il y a encore un nouveau round qui arrive et plus éprouvant

encore ! »

Mi-décembre, je me réveille à nouveau avec des fourmillements et des engourdissements…oh non…
Je sais qu'il faut attendre quelques jours pour être sûr que ce soit une poussée donc je ne m'affole pas, c'est peut-être une fausse alerte.
Au bout de trois jours, j'appelle l'infirmière du réseau SINDEFI, je lui explique mes symptômes et je lui dis également que depuis deux jours je n'arrête pas d'aller faire pipi, elle me conseille d'aller voir mon généraliste pour qu'elle me fasse faire un ECBU pour vérifier s'il n'y a pas une infection urinaire.
S'il y a infection, elle pourrait donner les mêmes symptômes qu'une poussée car le corps ne se défend plus contre les simples infections.
Bonne nouvelle, car si c'est le cas, ça se soignera simplement avec un antibiotique.

Je me rends donc chez le médecin qui pense que l'infection n'aurait aucun rapport avec des symptômes de la SEP, mais à vrai dire la majorité des médecins n'y connaissent rien.
Elle me donne donc un antibiotique en prévision d'une infection urinaire que je commencerai avant d'avoir les résultats.

Le matin je vais faire ma prise de sang ainsi que l' ECBU, j'aurai les résultats d'ici trois jours.
Pendant ce temps mon état ne s'améliore pas.
Les résultats montrent bien une infection urinaire, c'est bien la première fois que je suis contente d'avoir attrapé quelque chose ! Ça me rassure, pas de poussée !
Je dois juste changer de traitement antibiotique car le docteur ne m'a pas donné les bons…Et oui il y a toujours quelque chose.

Tony va chercher la nouvelle ordonnance ainsi que les médicaments.

Le soir, nous faisons garder les enfants par sa grand-mère et nous allons à l'inauguration d'un nouvel endroit branché dans Lagny, un client à Tony, je me prépare et me fais toute belle !
Ça va nous faire du bien d'être un peu tous les deux, non pas que les enfants nous dérangent mais se retrouver en amoureux fait drôlement du bien !
Champagne, petit four… J'admire le bel éclairage que mon homme a fourni, ce qui fait bien entendu tout le charme de l'endroit !
Le lendemain, comme environ trois fois par semaine j'appelle ma grand-mère sur skype, c'est un peu un rituel, nous sommes très proches, et skype est un bon moyen pour qu'elle puisse voir grandir son petit-fils, et partager des moments avec lui !

Je ne parle pas trop de la maladie avec elle, je n'ai pas envie de l'inquiéter et de la rendre anxieuse…
Elle aussi a une maladie, elle est alcoolique, cela fait deux mois qu'elle n'a plus touché une goutte d'alcool, et à vrai dire c'est un vrai soulagement.
Depuis jeune, je vis sa maladie en tant que spectatrice, ne pouvant rien faire à part la voir se détruire à petit feu.
Dès qu'elle était sobre, j'avais de longue discutions avec elle, elle comprenait, on allait même ensemble à la croix bleue « les alcooliques anonymes », je voulais la soutenir dans cette épreuve. Mais c'est le dernier endroit où un alcoolique doit se rendre pour se soigner, car il n'y a que des personnes qui vous tireront vers le bas.
Pour cette maladie, l'entourage ne peut rien faire à part être présent quand ça va bien et quand ça va mal

mais leur guérison dépend simplement d'eux.

La moindre contrariété peut anéantir des mois ou des années d'abstinence.

Elle a été abstinente pendant longtemps, mais une simple mauvaise fréquentation suffit à tout faire basculer !

Une simple bière les fait replonger, je compare souvent ça avec la drogue car s'en est une, un cocaïnomane, s'il arrête, il suffit d'un rail pour qu'il replonge, car sous l'effet ils oublient leurs problèmes…

Ma mamy est une personne profondément généreuse et gentille, si je la perdais, je serais anéantie, surtout à cause de ça.

J'ai toujours été présente pour elle et je le serai toujours quoi qu'il arrive.

Mais elle s'en est sortie, elle est sobre à présent !

Gianni réclame souvent à ce qu'on l'appelle, il a ses habitudes et voir sa mamie en fait partie !
Ma grand-mère est au courant de tout, nous avons un lien très fort toutes les deux.

Au bout de cinq jours d 'antibiotiques, je me bloque à nouveau, et de plus en plus, je ne comprends pas !
Tout aurait dû disparaître ! Mais non.
J'attends quelques jours et essaye d'appeler mon neurologue le week-end mais en vain.
Je croise les doigts pour que tout rentre dans l'ordre…

Le dimanche, en coupant les cheveux de Tony, ma jambe me lâche et je tombe par terre avec la tondeuse à la main.
Heureusement je ne lui ai fait aucun trou dans la tête !

Chapitre 7 :

Une autre poussée

Le lundi, j'arrive enfin à joindre le Dr Demuydt et il me dit qu'il faut que je me fasse hospitaliser pour un bolus, car trois semaines dans cet état signifie que je suis en poussée !
Je n'ai pas envie de passer mes fêtes de Noël à l'hôpital donc je lui demande s'il est possible de le faire en hôpital de semaine, il acquiesce, ce sera en

hôpital de semaine et il me fera une permission de sortie le soir.

Je dois m'y rentre le lendemain à neuf heures.

C'est encore un coup dur, j'allais être à l'hôpital le 22, 23 et 24 décembre !

Heureusement j'avais déjà commandé et reçu tous les cadeaux de Noël, pour Gianni, on avait craqué pour un circuit et un petit train électrique, nous lui avions déjà donné d'ailleurs…

Il est petit encore et vu qu'il va en avoir d'autres par la famille.

Les filles vont avoir leurs rollers, le tapis de danse de Violetta et le mille bornes, elles adorent, un jeu vieux comme l'Hérode !

Ils sont déjà tous emballés ainsi que les cadeaux que nous avons eu de la famille pour les enfants.

Le réveillon, nous le fêtons chez mon beau-père donc je n'ai à m'occuper de rien.

Le soir avec Tony on parle de mon nouveau bolus, on se doutait que j'allais devoir repartir à l'hôpital vu mon état, mais revivre à nouveau une poussée, c'est le plus dur !
Nous avions retrouvé une vie normale tout en vivant avec cette maladie, nous avions l'impression qu'elle était enfin derrière, mais notre bonheur avait été de courte durée…
Les fêtes cette année n'ont pas la même saveur, pourtant je m'en faisais une joie, cette année les puces sont avec nous pour Noël, Gianni est plus grand donc il se rend de plus en plus compte des choses, mais avec ma santé je n'ai pas le cœur à la fête, mon plus beau cadeau cette année aurait été qu'elle me laisse un peu souffler !

Le matin à neuf heures, mon homme me dépose à

l'hôpital, il a laissé pour la première fois Gianni aux filles le temps qu'il m'amène pour ne pas le réveiller, elles sont grandes maintenant à dix ans et ça leur donne un peu de responsabilité.
Le Dr Demuydt n'est pas là aujourd'hui, il est de repos, il m'avait prévenu, il a laissé des instructions à son interne qui viendra me voir.
Tony doit garder les trois enfants aujourd'hui du coup, ça ne va pas être évident avec son travail.
Ils me font des prises de sang pour vérifier mes taux et faire un bilan sanguin comme d'habitude, puis l'interne vient me voir, une grande blonde à lunettes qui commence son semestre en neurologie.

J'ai l'impression de lui apprendre plus de chose qu'elle n'en sait déjà sur la SEP, c'est flippant !
Mais c'est une interne, elle est là pour apprendre.
Heureusement, j'ai une voisine de chambre très

sympathique, une avocate, elle s'appelle Élodie, elle est là pour un diabète dû à la grossesse, on papote bien toutes les deux.

Le temps que mes résultats arrivent et le bolus commence à treize heures, je vais passer une bonne nuit moi !
Les effets secondaires des corticoïdes font que ça excite et que l'on gonfle, c'est pour cela qu'il faut adopter un régime sans sel et sans sucre.
Déjà que la nourriture à l'hôpital n'est pas fameuse mais alors là, elle est juste dégueulasse !
Je ne comprends pas, déjà que les gens ne sont pas là pour le plaisir ils pourraient faire des menus un peu plus attrayants !
Tout ce que vous aimez en règle générale vous le détester en le goûtant à l'hôpital !

J'appelle ma belle-mère Isa et mon père pour les informer de mon bolus, ils sont sidérés que ça continue encore, tout comme le reste de ma famille d'ailleurs !
Le soir, ça fait du bien de rentrer chez soi, on dirait que je suis partie depuis une semaine, je vais prendre une bonne douche pour enlever l'odeur de l'hôpital qui est sur moi.
Cette odeur qui ressemble à du désinfectant ou de la javel, cette odeur qui colle à la peau et qui ne veut pas vous lâcher !
Vous avez beau frotter, vous avez l'impression qu'elle ne veut pas partir, même avec le meilleur savon du monde !

Les puces sont inquiètes, je leur explique que les médecins me soignent et que je fais tout ça pour que mon état s'améliore, elles se demandent pourquoi

c'est tombé sur moi, mais il n'y a pas de règle, ce n'est pas parce qu'on est gentil ou méchant que l'on tombe malade, ça nous tombe dessus sans prévenir. Elles connaissent ma maladie, j'ai pris le temps de tout leur expliquer avec des mots simples, je leur ai montré des vidéos explicatives aussi.
Le plus important, c'est qu'on ne meurt pas de la SEP. Depuis que je suis tombée malade, elles m'aident plus à la maison, elles voient bien que je suis plus fatigué.

Le lendemain rebelote, ils me mettent la perfusion à dix heures trente, la veille j'ai gardé le cathéter, comme ça, ils ont plus qu'à me brancher.
Mon neurologue vient me voir, m'examine, me pose des questions, ce n'est pas commun de faire trois poussées en six mois, surtout de plus en plus agressives et me demande ce qui s'est passé depuis

le début de mon traitement « Aubagio ».

Je lui explique les effets secondaires que j'ai eu, le constat est sans appel, il décide d'arrêter mon traitement car je suis en rejet, mon corps ne le supporte pas !

Un autre coup dur !

Je me dis tout ce temps perdu, on va devoir tout recommencer à zéro !

Il faudra refaire une IRM dans un mois et demi, le temps que les corticoïdes sortent de mon corps pour ne pas fausser les images et après celle-ci nous mettrons un nouveau protocole en place avec un traitement plus fort.

Quand il sort de ma chambre, je sors fumer une cigarette et j'appelle mon homme, il est énervé lui aussi, il ne s'attendait pas à ça en plus de la poussée, l'arrêt de mon traitement !

On va devoir attendre pour commencer le nouveau traitement en espérant que je le supporte...
Ça devient vraiment épuisant.
Je suis très fatiguée, quand je rentre le soir je suis claquée, heureuse de retrouver les miens, Gianni m'en veut, il n'arrête pas de dire : « bobo maman », « pas hôpital, pas docteur maman ! » alors j'essaye de le rassurer et de lui expliquer mais il est petit encore pour tout comprendre, il comprend surtout que maman n'est plus à la maison.

Les puces et mon homme font tout à la maison : cuisine, ménage, vaisselle... Ils veulent que j'en fasse le moins possible pour que je me repose, mais qu'est-ce que c'est frustrant, je me sens impuissante, assistée... Et je le suis !
C'est horrible quand on a envie de faire les choses mais que le corps ne suit pas... J'ai beaucoup de mal

à marcher.
Je me dis à chaque fois, ne te plains pas, il y a plus grave que toi, tu as des gens avec un cancer incurable…

Sois contente, tu parles, marches, entends, vois !
Il est vrai que c'est pour ça que j'essaye de relativiser au maximum mais des fois malheureusement l'être humain est égoïste, et il le faut, car on ne peut pas tout le temps vivre en disant il y a pire que moi, on trouvera automatiquement pire que soit… Entre la peste et le choléra que choisir ?
Aujourd'hui quelqu'un m'a dit : « je suis allé chez le podologue pour me faire enlever un cor au pied, il a dû gratter, j'ai eu mal mais j'ai pensé à toi et je me suis dit, regarde ce qu'elle vit je n'ai pas le droit de me plaindre. »

J'ai répondu que si au contraire, chaque personne est différente et vit les choses à sa manière, ce n'est pas parce que je vis autre chose que toi qu'il ne faut pas se plaindre ! Il faut savoir être égoïste !

Je ne suis pas la meilleure ou la pire à vivre ma maladie, seulement j'essaye de la vivre au mieux quand je le peux et de composer avec elle et avec l'aide des miens pour la subir le moins possible !
J'ai rencontré des personnes atteintes de SEP ou de suspicion SEP, qui ont tout fait, même gruger pour être déclaré « malade » et d'autres qui ont une ou deux plaques où leurs seuls symptômes sont la fatigue et des fourmillements au bout des doigts !

Pour d'autres la maladie est dure, il y a des hauts et des bas, mais il faut redresser la tête et voir plus loin ! Si on baisse les bras, elle gagne !

Et justement nous avons la chance de ne pas avoir une grosse tumeur ou un cancer incurable donc il faut faire en sorte que dans notre vie il y ait plus de blanc que de noir !
Il y aura forcément des phases noires !
Personnellement je donnerai tout pour avoir juste des fourmillements et de la fatigue et me limiter à deux poussées dans ma vie !
Bref, chaque personne est différente.
Si je suis énervée c'est parce que je côtoie des personnes très malades avec celle-ci, et voir d'autres personnes en jouer me rend hors de moi !

Le lendemain je retourne à l'hôpital pour mon dernier jour de bolus, chouette ! Enfin fini !
Le neurologue constate que je remarche un peu mieux donc on ne fait que trois au lieu des cinq jours annoncés.

Ouf, enfin libérée !

Le soir nous allons fêter Noël, un excellent repas en famille : huîtres, foie gras, saumon, pinces de crabe, fruits de mer… Tout ça avec modération bien sûr car je suis interdit de sel et de sucre, mon taux de sucre avec les corticoïdes (il y a du glucose dedans pour diluer) a explosé ! Mon taux dépasse celui d'un diabétique donc zéro sucre !
Les enfants ont bien été gâtés gâtés ! Les filles ont eu de beaux vélos de grandes filles avec plein de jeux pour faire des bougies ect…
Gianni a eu une tablette pour bébé, des voitures et l'arbre magique.
Et bien entendu ils ont joué avec le papier cadeau et des bouteilles en plastique comme tous les enfants !
Vers quatre heures du matin je suis exténuée, je vais me coucher, je ne sais même pas comment mon

corps à fait pour tenir autant !
Le vingt-cinq, mon corps est en miette car bien entendu j'ai réussi à dormir que par tranches de quinze minutes.
Mon bras et ma jambe ne font que se bloquer, j'arrive à peine à marcher.

Nous allons quand même au repas du midi de Noël, où j'assiste passivement car je suis une loque.
De retour à la maison, nous essayons les jouets des enfants qu'ils ont ouverts le matin, Tony s'éclate avec la voiture télécommandée que sa mère a offerte à Gianni, les filles essayent leur tapis de danse Violetta, Gianni joue à faire des ronds sur le tableau que ma grand-mère lui a offert et moi je me motive à monter le circuit que mon père et Isa ont envoyé à Gianni.
Les enfants au lit, on se repose un peu et je me mets en hibernation.

Les puces partent avec leur mère pour continuer les fêtes.

Le samedi et le dimanche je ne sors pas du canapé de la journée, je suis en pic de poussée je pense, je ne marche plus trop, mes mains se bloquent, les deux cette fois, je n'ai presque plus de sensibilité et mes jambes me font horriblement mal !
Tony gère absolument tout à la maison et s'occupe de moi, il m'apporte tout ce dont j'ai besoin, j'ai vraiment un mari en or !
Le dimanche soir des amis nous invite à faire un apéritif dînatoire, Tony me dit qu'il est préférable qu'on n'y aille pas vu ma fatigue mais je lui propose d'y aller, ça va me faire du bien de bouger un peu et puis je ne me déplace que d'un canapé à un autre.
A notre arrivée on raconte nos fêtes de Noël, on rigole, et au bout d'une heure ma jambe se bloque

complètement, elles sont croisées en plus, on dirait qu'elles sont soudées.

Je ne dis rien, je ne veux pas que quelqu'un le remarque…

Hélas, il est l'heure de partir, là, je dis à mon homme que je suis bloquée, je ne peux ni me lever ni marcher !

Je sens les regards gênés, compatissante et le sentiment qui m'envahit est la honte.

Je ne suis pas handicapée mais mon mari et un ami sont obligés de me porter pour me mettre dans la voiture.

C'est dégradant, humiliant…La porte de la voiture fermée, je dis à Tony que j'ai eu honte, il n'est pas content, il me dit que je n'ai pas à avoir honte au contraire, je suis juste malade et j'ai eu besoin d'aide, ça s'arrête là, il ne veut surtout pas que je pense quelque chose comme ça, il a sûrement raison…

Dur à encaisser encore.
Je n'ai pas envie que les regards des autres changent à mon égard, je veux que l'on me regarde comme quelqu'un de normal et non de malade !
Le mardi le neurologue me téléphone pour prendre de mes nouvelles, je lui explique et il me dit qu'il faut que je retourne à l'hôpital pour faire deux jours de bolus supplémentaires, le maximum de la cure, au final cinq jours.
J'appelle Tony au travail et lui explique, il me dit qu'il s'en doutait…J'ai vraiment l'impression d'être un boulet, il faut toujours faire quelque chose avec cette maladie, si ce n'est pas un bolus, c'est une IRM, sinon le kiné ou aller à la pharmacie, penser à commander ses médicaments…
Mais Tony me conduit toujours partout sans sourciller.
Oui, car évidemment je n'ai pas le permis, et ce n'est

pas en ce moment que je peux le passer.
Entre ma jambe qui se bloque et mon œil gauche qui ne voit plus rien du tout à cause de ma névrite optique, je ferais des dégâts !
Je voulais faire venir une ambulance pour les deux jours où je dois aller à l'hôpital pour éviter les allers-retours à Tony mais il refuse, il tient à m'accompagner, c'est trop mignon…

Donc le mercredi trente décembre de retour dans ma deuxième maison, l'hôpital (je vais penser à demander une carte d'abonnement) je vais en hospitalisation cette fois, au service neurologie, bâtiment B, au bout du couloir à gauche.
Je vois mon neurologue qui constate mon problème de spasticité (les membres qui se raidissent) et il m'annonce qu'il a eu le spécialiste du laboratoire de mon ancien traitement « Aubagio », il a validé l'arrêt

du traitement et a demandé à ce que je prenne un médicament pour le retirer de mon corps rapidement, en vingt-deux jours.

Comme ça d'ici un mois et demi je pourrai bien commencer mon nouveau traitement, car il faut que l'ancien médicament ait totalement disparu de mon corps.
Il me dit également que ma prise de sang a révélé que mes globules blancs n'étaient pas beaux, mais ça serait sûrement dû à « Aubagio » ainsi qu'à la SEP vu que c'est une maladie auto-immune ça peut les modifier.
Ils vont faire plus d'analyse pour être sûr.

Ils réessayent de me mettre le cathéter pour me perfuser mais mes veines roulent, alors ils essayent au moins à dix reprises pour me piquer sur les deux bras, des veines éclatent, ça m'a formé deux « coco » ils appellent ça, sur le bras une grosse boule se forme, ça a la taille d'un œuf, c'est assez impressionnant, et il faut appuyer fort dessus, après ça laisse un énorme bleu, mais ça c'est pour l'anecdote.

Enfin il me perfuse à midi trente et c'est parti pour deux jours.
C'est là où j'ai décidé d'écrire ce livre, pour trouver un exutoire, expliquer ce qu'est MA SEP vu que chaque patient est différent.
Écrire permet d'extérioriser, et tout ce qui est sorti n'est plus en nous (je sais c'est un pléonasme).
J'ai trouvé ma propre thérapie qui me correspond, je ne suis pas à l'aise pour raconter ma vie oralement à une personne extérieure donc l'écriture est parfaite pour moi.

Après ces deux jours je suis exténuée mais cela ne nous empêche pas de fêter le jour de l'an comme il se doit !
Nous passons une excellente soirée !
Je fais comme souhait pour l'année 2016, qu'elle soit meilleure en santé pour tout le monde mais aussi riche que la précédente en AMOUR !

Une chose est sûre, Tony, Maïwen, Lorna et Gianni sont ma plus grande richesse et ma force au quotidien !
Le quatre janvier je décide d'enlever le sapin avec les puces, ça y est les fêtes sont passées et une nouvelle année a commencé, je mets toute mon énergie à me booster (c'est un peu tôt, mais je veux chasser le souvenir des fêtes de ma tête).
Tony est toujours obligé de me débloquer mais ça va

un peu mieux, je retourne faire des ballades etc…

Chapitre 8 :

Dans l'attente...

Je mets les soucis de l'année 2015 derrière nous et je fais tout pour que la nouvelle commence bien ! Je retourne chez le kiné où tout est reparti à zéro du coup, mais je me dis que je ne peux que progresser à présent.

Vivement ma prochaine IRM, le seize février à quatorze heures trente et mon rendez-vous chez le

neurologue le dix-neuf février à midi trente, je commencerai enfin mon nouveau traitement !
Et le vingt-sept, direction le ski !!
J'ai vraiment hâte de partir, changer d'air en famille, on va vraiment se régaler !
Se fixer des étapes, avancer par palier.
J'ai toujours fonctionné comme ça une chose après l'autre.

J'ai eu Mme Rire au téléphone je lui ai expliqué mes péripéties, elle est étonnée de l'avancée de ma maladie, elle veut que je la tienne au courant.
Je lui explique que j'ai décidé d'écrire un livre qui parle de la maladie, elle me soutient et trouve que c'est une très bonne idée.
Elle me propose de devenir « patient expert », la formation est prise en charge par la fondation ARSEP il me semble.

Les « patients experts » sont appelés quand les médecins mettent un protocole de soins en place pour avoir leur avis en tant que patient.
Ils sont là pour accompagner les autres dans la maladie.
Mais pour le moment je mets cette idée de côté, je veux me concentrer sur ma famille et mon futur traitement.
Je pense à moi d'abord.

Mes séances de kiné sont dures, j'ai du mal à faire mes anciens exercices, ma jambe et ma main gauche n'en font qu'à leur tête, elles se bloquent et ne veulent pas m'écouter, pour simplement avancer en croisant les pieds, je regarde mon pied et le supplie de bien vouloir faire ce que je lui demande, c'est-à-dire se décroiser simplement ! Je mets un temps fou à le faire.

Tony et là avec moi pour me soutenir avec Gianni qui me regarde en essayant de faire comme maman !
Je sais que ça va prendre du temps avant que je me remette, en espérant que je n'aurai pas de séquelles !
Mais ça, seul le temps pourra me le dire…
À la maison j'essaye de reprendre mon quotidien, mais ma jambe et mes articulations sont très douloureuses malgré les antidouleurs que le médecin m'a prescrits, mais à vrai dire je ne les prends pas tout le temps car je ne veux pas être dépendante donc je les prends que lorsque je n'en peux plus du tout.
Je garde le moral par contre, je le vis complètement différemment de la dernière fois.
Peut-être parce que je l'ai déjà vécu et que je sais que je ne peux rien y faire.

Le principal étant que ma famille compte sur moi, ils sont présents et eux n'ont pas changé, donc il n'y a pas de raison pour que moi je change !
Bien évidemment je suis plus fatiguée mais j'essaye d'être la même.
J'emmène Gianni faire du vélo malgré ma jambe, il est tout content !
Tony a une soirée pour aller à des vœux de la commune, il tient à ce qu'on y aille ensemble, ça me fait plaisir, nous allons passer une soirée tous les deux, mon beau-père gardera Gianni !

Je mets la jupe qu'il adore, je me fais toute belle pour l'homme que j'aime !
Il y a du monde, nous discutons avec nos connaissances une coupe de champagne à la main, la soirée se passe super bien !

Le lendemain je le ressens dans mon corps que j'ai forcé, j'ai très mal dans ma jambe et elle se bloque beaucoup !

C'est dans ces moments-là que j'aurai besoin d'une aide pour marcher…

Mais je me refuse à prendre une canne pour la maison car ce n'est que temporaire…Je l'espère…

Au moindre effort il faut que mon corps me le fasse ressentir.

Mais je ne le laisse pas prendre le dessus.

Depuis le début de l'année c'est l'hécatombe, dès que j'allume la télévision il y a un nouveau décès, René Angelil, Michel Delpech, le guitariste des Eagles, David Bowie, Michel Galabru, Alan Rickman…

Puis dans notre entourage c'est la même chose…

Il y a le grand-oncle de Tony qui est décédé en Italie, la mère d'une de ses amies d'enfance et pour couronner le tout, une personne très chère à son cœur et pour cause, son grand-père maternel !!

Nous l'avons appris le dix-huit février juste avant de manger, la maison de retraite venait d'appeler sa mère pour lui annoncer (avec aucune empathie bien sûr), elle était effondrée, l'enterrement aura lieu le samedi donc nous prendrons la route le vendredi après l'école des puces à quinze heures pour s'y rendre et nous rentrerons le dimanche, il était décédé le lendemain de son anniversaire.
Qu'il repose en paix.

Quand la mort frappe, elle ne prévient pas…
En ce moment elle frappe un peu trop et ne nous laisse aucun répit entre les proches et ce qui se passe en ce moment en France…
Il y a eu aussi les récents attentats du mois de

novembre qui a fait des centaines de morts au Bataclan et dans Paris.
Des espèces de monstres qui décident d'enlever la vie à des gens qui n'ont rien demandé !

Le mercredi, je vais à ma séance de kiné qui est très fatigante, en sortant, ma jambe me lâche et je tombe sur le trottoir, j'ai très mal !
Je me rends au magasin où Tony m'attend avec Gianni et je m'assieds pour récupérer, arrivée à la maison je tombe à nouveau en sortant de la voiture...
Ce problème de motricité est vraiment embêtant, j'espère vraiment qu'avec le temps cela va s'atténuer !

Le jeudi, je prépare nos valises pour partir le week-end à Royan pour l'enterrement.
Je fais du repassage et clôture le tout, le soir je suis extrêmement fatiguée et ma jambe se bloque de plus

en plus, j’ai beaucoup de mal à marcher, je dois sérieusement penser à m’acheter une canne pour m'aider !
Le vendredi Tony va chercher les puces à quinze heures à l'école, le temps de charger la voiture et à seize heures nous décollons.
Ma belle-mère nous a réservé une jolie maison et nous a préparé de bonnes huîtres pour notre arrivée, nous nous sommes régalés !

Le lendemain, nous nous rendons à l'enterrement et le soir nous mangeons tous ensemble.
Le dimanche nous partons nous balader sur la plage et manger au restaurant, les enfants se régalent à la plage, nous avons vraiment un beau ciel bleu et le soleil tape vraiment fort !
De là m'est venu l'idée de ma photo de couverture de ce livre, plein d'espoir !

Le chemin du retour est long et douloureux, ma jambe reste bloquée et me fait très mal !
Une bonne nuit de sommeil me fera le plus grand bien.
Vivement mon rendez-vous pour l'IRM et surtout du neurologue pour avoir mon nouveau protocole puis partir au ski le vingt-sept février pour changer d'air.

Ce week-end nous organisons avec les parents d'élèves une journée conte, je vais préparer des crêpes pour que nous puissions les vendre pour récolter des fonds pour un voyage scolaire, j'espère que je serai en forme !
Finalement je n'y suis pas allé, j'étais fatiguée et Gianni n'était pas en forme, il est en pleine poussée dentaire (on aime bien les poussées dans la famille).
J'ai commandé ma canne, elle arrivera demain, je l'ai pris rose, très girly !

Je ne veux pas d'une canne banale ou d'une béquille, je veux quelque chose qui me caractérise, quelque chose qui a du pep's, je veux en faire un accessoire de mode !

J'ai reçu ma canne et j'avais aussi commandé une boîte de peinture pour Gianni, il adore peindre !
Gianni a voulu tout de suite jouer avec la canne rose de maman, j'ai dû la cacher tellement il m'imitait avec : il dit « a bobo jambe nanni »
Il est trop marrant !
Maintenant je l'ai mais bizarrement je ne suis pas encore prête à m'en servir...
Je pense que j'appréhende le regard des gens...
Le jour où je le serai je l'aurai, c'est ce que je me dis !

Chapitre 9 :

Comprimé

Le vendredi soir je prends mes médicaments comme à mon habitude avant d'aller me coucher (mon somnifère, ma pilule et mon antispasmodique), mais le sommeil ne vient pas…
Je joue un peu à mon téléphone, regarde les photos…Trois heures du matin et je ne m'endors toujours pas !
Je regarde donc un épisode de série sur mon téléphone, histoire de bien me fatiguer les yeux et

faire venir le marchand de sable et toujours rien, je ne comprends pas !
J'essaye de compter les moutons, on dit toujours ça aux enfants mais en fait je pense que c'est un leurre…
Ça ne marche pas à mon grand regret…
Vers six heures du matin j'essaye de me souvenir du nombre de comprimés au total que j'ai pris avant de dormir pour savoir si je n'avais pas oublié quelque chose…
Et au petit matin quand mon fils se réveille pour boire son biberon je vais vérifier mes comprimés et effectivement j'avais oublié de prendre mon somnifère !
Le début de la dépendance !
Ce n'est pas comme si je l'avais volontairement oublié pour commencer à l’arrêter, mon corps savait pertinemment qu'il lui manquait sa dose pour

s'endormir et le problème c'est qu'il ne m'en reste qu'un, j'ai oublié d'aller voir mon généraliste pour renouveler mon ordonnance car elle n'est valable qu'un mois pour ce genre de médicament.
Le dimanche du coup j'ai retourné la maison car en sortant de l'hôpital il m'avait donné un somnifère qui ne faisait pas effet sur moi mais je me dis que ça sera mieux que rien !
J'ai mis la maison sans dessus dessous, on aurait dit une folle !
Je ressens un peu ce que l'on appelle « le manque » chez les personnes dépendantes car je sais que sans ce fameux somnifère je suis insomniaque depuis l'annonce de ma maladie !
J'avais demandé à mon médecin de l'arrêter avant de devenir dépendante mais c'était trop tôt, il m'a demandé d'attendre que mon protocole de soins soit lancé et opérationnel avant de songer à arrêter les

autres médicaments.

Moi qui ne prenais des médicaments qu'en cas de douleur extrême, je suis servie !
Puis j'ai tellement eu droit à des médicaments de toutes sortes étant jeune que mon corps n'est plus réceptif aux faibles doses ainsi qu'aux médicaments les plus basiques !
Et là je vais me retrouver à prendre des médicaments à vie !

Lundi, je suis partie à ma séance de kiné habituelle, en sortant de la maison ma jambe m'a lâché et elle s'est complètement bloquée, arrivée là-bas il a dû me la débloquer puis nous avons commencé les exercices, c'était dur car quand elle se bloque ça me fatigue énormément puis lors d'un exercice où je devais avancer en mettant un pied devant l'autre elle m'a lâchée à nouveau et je suis tombée !

J'ai appelé mon neurologue pour voir s'il y avait quelque chose à faire pour améliorer ça, il m'a dit qu'il fallait attendre que les corticoïdes fassent effets.
Ça fait à présent un mois jour pour jour que j'ai fait mon bolus et je ne vois aucune amélioration, je me bloque continuellement, ma vue au niveau de mon œil gauche n'a pas changé, je vois encore très flou, ma spasticité n'a pas évolué, ma jambe est très douloureuse et la fatigue n'en parlons pas.
J'essaye de vivre normalement mais c'est très dur, je donne mon maximum pour paraître normale et donner le meilleur de moi-même mais ce n'est pas évident !
Je passe des nuits d'environ quatre heures quand tout va bien mais généralement je me réveille souvent donc je n'arrive pas à récupérer.

J'espère vraiment que mon état va vite s'améliorer car j'ai l'impression que ces symptômes vont persister et que je vais devoir apprendre à vivre avec.
Je dois aussi passer le cap pour enfin me servir de ma canne, je me dis qu'une fois que je l'aurai prise au quotidien ce sera fini, je m'en servirais à vie et que je devrais tourner la page sur mon ancienne vie !

La vie où je dansais, sautait, faisait la folle avec l'énergie d'une pile « energizer » !
Je voudrais vraiment retrouver la *Eva* d'avant, celle qui ne prévoit rien, qui vit au jour le jour, plein de dynamisme, celle qui vivait dans l'insouciance !
Heureusement j'ai réussi à garder mon sourire et mon rire, mais c'est dans ma nature, ce qui m'aide à garder le moral !

À présent je dois tout anticiper sur mon corps, pour

une simple sortie je réfléchis si je vais en être capable.
Pour aller faire des courses j'ai une boule au ventre car je sais que je vais me sentir oppressée et tendue, je vais me mettre dans ma bulle, en essayant de penser à ce que je dois acheter en sillonnant chaque rayon pour ne rien oublier, il suffit que je sois déconcentrée dans ma lancée pour perdre le fil et me sentir complètement perdue.
Et en rentrant à la maison je suis lessivée, j'ai l'impression d'avoir fait une journée de sport entouré de milliers de gens qui parlent dans mon oreille !

Chapitre 10 :

L'amour est ma force

Nous allons bientôt partir au ski le vingt-sept février, j'ai hâte mais j'ai peur à la fois, je viendrais de commencer mon nouveau traitement, je ne veux pas être trop fatiguée afin de profiter à fond des vacances !
J'aurais tellement aimé faire une journée de ski avec mes amours pour glisser sur la neige avec eux, avoir cette sensation de liberté, partager un moment précieux !

Mais ce ne sera pas possible avec ma jambe et ma main car si elles se bloquent je ne pourrais pas descendre les pistes et le moment serait gâché !

Mercredi je me réveille dans un état de fatigue extrême, j'ai énormément de vertige, j'ai l'impression d'être saoule, je m'occupe tant bien que mal de Gianni mais c'est dur !
Hier, je me suis boostée car tout mon corps était engourdi il fallait que je bouge pour oublier donc j'ai préparé un bon petit plat et avec Maïwen nous avons fait un gâteau de crêpes au caramel beurre salé, c'était la chandeleur, tout le monde a adoré, un vrai régal !
J'adore cuisiner avec les puces, surtout quand on le fait ou avec Maïwen ou avec Lorna, comme ça, il n'y a pas de disputes.
Maïwen a fait la pâte à crêpe toute seule comme une

grande !
Elle était fière et moi aussi d'ailleurs.
Là elles sont dans une période où elles aiment faire des choses toute seule avec nous.
Elles sont adorables, comme tous les enfants, parfois il faut recadrer les choses mais après tout rentre dans l'ordre.
Depuis que je suis tombée malade, je suis beaucoup moins patiente, plus irritable et plus fatiguée.
Elles le comprennent mais ce n'est pas évident, elles ont tellement l'habitude de me voir faire la folle et tout faire à deux cent à l'heure !

Cela fait huit ans que je les élève, j'ai changé leurs couches, nous avons arrêté la sucette ensemble, fait la première rentrée à l'école maternelle et là en septembre leur rentrée à l'école des grands, le collège.

Quand on me demande je réponds que j'ai trois enfants et non un, dans mon cœur j'en ai trois et une place pour chacun sans différence !
Je suis la belle-maman mais je les aime comme une mère, c'est peut-être difficile à comprendre mais quand des gens font une différence entre eux ça me fait mal.

Même si je suis plus fatiguée qu'avant j'essaye de profiter avec elles quand je le peux, je ne veux pas qu'il y est de différence, et dès qu'elles le ressentent un peu, j'essaye de comprendre ce que j'ai fait pour qu'elles puissent le ressentir ainsi.
Gianni est encore petit, il n'a que vingt-deux mois donc il a plus besoin d'attention ou de nous pour manger, prendre le bain, changer la couche…

Ça y est, j'arrive petit à petit à reprendre le dessus et

à redevenir moi-même, je la combat même si c'est douloureux, j'essaye d'occulter la douleur et quand ma jambe me lâche je me dis que ce n'est pas grave, je vais me relever de toute manière !
Et ça a beaucoup joué sur mon moral et ma manière d'être, Tony me retrouve lui aussi ainsi que les puces.
En rentrant de l'école nous avons fait de bons cookies, ce sont elles qui ont tout fait, je n'ai fait que superviser et les mettre au four pour éviter qu'ils ne se brûlent !

La maladie fait partie intégrante de notre vie, mais avant elle, il y avait des êtres chers.
Eux, sont devenus d'un coup spectateurs d'un malheur et ce n'est pas évident de vivre avec, il faut quelquefois changer de comportement car on est plus irritable, moins patient...
Le cerveau ne marche plus de la même manière,

nous sommes moins réactifs, notre comportement vis-à-vis d'eux change aussi, nous donnons moins d’affection, d'attention car nous sommes dans une bulle !
Dans celle-ci il y a nous et la maladie.

Ça ne veut pas dire que nous oublions les personnes que l'on aime, mais je pense que pour ne pas les faire souffrir, nous cherchons des moyens de cacher la maladie, et on se renferme.
Il faut savoir qu'elle est dure à vivre pour le patient mais aussi pour son entourage (les aidants) car si notre vie change, la leur aussi.
Comme nous, ils n'ont pas les armes pour la combattre, ils sont impuissants et subissent aussi la maladie mais d'une autre manière.

Je pense que pour qu'un couple survive à ça, il faut

avoir des bases solides et un véritable amour car nous, nous sommes obligés de la vivre mais pas eux !
J'ai vraiment de la chance d'être tombée sur mon homme, car il est toujours là malgré tout et m'épaule au quotidien !
Notre amour est indestructible, si nous avons pu survivre à ça, rien ne pourra plus nous atteindre !
Mais rien n'est jamais acquis, il faut savoir l'entretenir cet amour, savoir entretenir la flamme qui nous anime !

Mon frère Nathan m'a fait une surprise et il est venu à la maison pour trois jours…
Dimanche midi en sortant Gianni du bain j'ai entendu un « salut » dans les escaliers, je me suis retourné et je l'ai vu, j'étais très contente de le voir, je ne m'y attendais pas du tout, le soir nous sommes allés jouer au bowling, on a passé une excellente soirée !

J'avais très mal à la jambe mais j'ai fait abstraction de la douleur pour profiter du moment, Gianni était surexcité, il était super content, d'ailleurs il n'a pas lâché son tonton du séjour !
Il a voulu que ce soit lui qui le mette au lit, il n'a pas arrêté de le solliciter.
Nous sommes allés faire les magasins le mardi, heureusement que j'avais la poussette de Gianni pour m'aider, nous avons passé une très bonne journée mais le soir j'étais morte, je suis tombée deux fois.
Nathan a repris le train le mercredi. Je suis contente que mon frère soit venu nous voir.

Chapitre 11 :

Le traitement de l'espoir

J'ai reçu les dates de rendez-vous des prochains IRM que j'avais demandées en septembre avant que je fasse la dernière poussée du mois de décembre. Donc j'ai appelé le centre de radiologie de l'hôpital pour annuler ces rendez-vous, je revalide en même temps l'IRM du seize février et elle me répond qu'il est inexistant, je ne comprends plus rien, elle me passe le second centre de radiologie de l'hôpital et rien non

plus!
Je garde mon calme mais ce n'est pas évident, elle m'explique que parfois il arrive qu'ils prennent des rendez-vous pour la radiologie à la clinique de Mareuil-les-Meaux.
Elle me donne leur numéro et effectivement j'avais rendez-vous là-bas, c'est à n'y rien comprendre, je tombe en plus sur une femme pas très courtoise, je lui précise que c'était une erreur, que je ne pensais pas faire mon IRM à la clinique, je leur demande si les résultats pourront être prêts pour le dix-neuf février car j'ai mon rendez-vous avec le neurologue pour le traitement et il aura besoin des images, elle me répond que ce n'est pas elle qui les imprime donc à priori oui mais elle ne peut rien me garantir et tout ça avec un ton désinvolte !

J'avais juste envie de l'insulter !

Heureusement que je ne l'avais pas en face de moi à ce moment précis !

Je rappelle l'hôpital et leur demande s'il n'ont pas d'autres créneaux horaires entre le quinze et le dix-neuf, et ils m'ont trouvé une place le dix-sept à neuf heures vingt.
Je suis sûre au moins que les images seront prêtes à temps !

C'est très dur de devoir tout gérer, surtout les problèmes administratifs et de tomber sur des personnes très froides et peu arrangeantes, elles ne devraient pas pouvoir exercer un métier sans avoir un minimum de courtoisie !

J'ai raconté cette aventure à Mme Rire, elle n'en ai pas revenu, décidément il y a même l'envers du décor

avec cette maladie !
Je crois que pour certaines pathologies, il devrait y avoir une prise en charge au niveau administratif pour que les patients n’aient à s'occuper de rien à part de leur maladie et de passer leurs examens.
Tout devrait être planifié, avec un accompagnement, au moins jusqu'à six mois après la mise en place de leur traitement.
J’attends mon rendez-vous avec mon neurologue avec impatience, j'espère qu'il va me donner un traitement qui arrêtera ses foutues poussées et un autre qui calmera les blocages de ma jambe ainsi que mes raideurs car c'est vraiment très douloureux !

Le mercredi matin je passe mon IRM cérébral, cet examen beaucoup de gens l’appréhende surtout si l'on est claustrophobe mais ce n'est pas mon cas, je me suis même déjà endormie à l’intérieur, je ferme les yeux et pense à de bonnes choses et le temps passe vite… Il vaut mieux car on nous met une espèce de gros masque en plastique sur le visage, on s'enfonce dans un gros tunnel étroit et le bruit de la machine est juste horrible.

En l'espace d'un an j'en ai passé tellement que ce n'est qu'une étape à passer pour suivre l'évolution de la maladie.

En sortant de l'IRM un médecin vient me voir pour me dire qu'il n'a pas vu d'autre plaque à l'imagerie, c'est une bonne nouvelle !

Ouf ! C'est un soulagement, mais le neurologue m'avait dit lors de ma dernière poussée qu'il s'agissait sûrement d'une poussée médullaire soit de la moelle épinière.

Jour J, le vendredi dix-neuf février est enfin arrivé, nous allons à l'hôpital avec mon homme et Gianni pour le rendez-vous avec le neurologue à midi et

demi, je récupère les images de mon IRM puis nous nous y rendons, dans la salle d'attente, je lis le compte rendu des images et il est noté qu'il y a une nouvelle plaque !
Je suis en colère car ce médecin m'avait dit qu'il n'y avait rien sur l'IRM !
Mon mari me dit que le neurologue va m'expliquer, de ne pas m'inquiéter.
Pour me détendre je regarde les magazines et je tombe sur de la documentation sur la sclérose en plaque, c'est vraiment bien expliqué, il y a même un livre avec des BD pour que les enfants comprennent mieux la maladie, les puces vont être contentes !
Le Dr Demuydt arrive, il nous demande de le suivre, nous nous asseyons et donnons à Gianni des saucisses avec des chips car c'est l'heure de son repas, pour une fois ça ne lui fera pas de mal, c'est exceptionnel, il se régale, dès qu'il met un bout de

saucisse dans la bouche, il dit « je mâche comme la vache », c'est quelque chose que j'ai trouvé pour lui dire de bien mâcher avant d'avaler !

Le neurologue regarde les images et effectivement il y a une nouvelle plaque sur mon cerveau qui est située juste à l'endroit de la motricité de ma jambe, ce qui explique mes blocages et mes chutes dues à ma spasticité.
Je lui demande pourquoi nous n'avons pas fait d'IRM de la moelle épinière et il me dit que ça ne servait à rien car les plaques sur la moelle ne rentrent pas en compte pour décider d'un nouveau traitement.

Il m'explique qu'ils ne savent pas encore si les traitements sont efficaces sur celles-ci, il me dit que j'en ai sûrement des nouvelles vu ma dernière poussée mais pour aujourd'hui ça ne nous aurait pas

avancés.
Il ne veut donc pas utiliser une nouvelle cartouche avec un traitement plus fort avec plus d'effets secondaires et rester sur un traitement de première zone soit Tecfidera, le deuxième choix que j'avais fait au mois d'octobre.
Si on utilise un traitement plus fort, lorsque la maladie sera plus forte, nous aurons moins de choix et il ne veut pas griller cette cartouche !

Ce nouveau traitement mettra six mois à faire effet dans mon corps, donc si je fais une nouvelle poussée avant ce n'est pas parce que le traitement ne marche pas vu qu'il ne sera pas encore actif.
Son but est d'éloigner les poussées un maximum en isolant mes globules blancs.
C'est un médicament administré par voie orale, il y a deux prises par jour pendant les repas, le matin et le

soir et il faut le commencer progressivement, les doses augmentent au fur et à mesure.
Il m'a augmenté aussi ma dose de « Lyrica », un médicament pour les douleurs dues à la spasticité ainsi que du « Baclofène » pour rendre ma jambe plus molle, j'aurai moins de force mais elle sera moins raide et se bloquera moins également, je devrais donc me servir plus de ma canne pour me déplacer pour éviter les chutes dues à mon manque de force.
Il y a également des bilans sanguins à faire régulièrement pour vérifier le taux de globules blancs entre autres.
Les effets secondaires sont des problèmes intestinaux ainsi que des flushes (ce sont comme des grosses bouffées de chaleurs, on devient tout rouge et ça peut créer des démangeaisons) mais avec de l’aspirine ça passe.
Nous avons également parlé du dossier MDPH, pour

être déclaré adulte handicapé, cela permet d'avoir une carte de stationnement pour ne pas trop marcher et de priorité, il m'a conseillé d'attendre un peu que la poussée se calme pour voir qu'elles sont les séquelles.
Je lui ai également parlé du test que l'on m'avait demandé de passer, un test neuropsychologique pour mes problèmes de concentration et de mémoire mais avec les médicaments que je prends, il sera certainement faussé et il ne veut pas qu'un nouveau document noté noir sur blanc me rappelle que je suis malade !
J'espère ne pas avoir trop de problèmes intestinaux comme avec le précédent traitement, mais mon infirmière Mme Rire m'a donné des conseils, le prendre au milieu des repas et normalement tout devrait bien aller.
Je commencerai le traitement à mon retour de

vacances du ski car je ne veux pas avoir à subir les éventuels effets secondaires là-bas mais en profiter un maximum.

J'ai fait une très bonne rencontre depuis le début de ma maladie avec mon infirmière Mme Rire, je peux l'appeler pour toute question, quel qu'elle soit, généralement nous passons un long moment au téléphone, les rires sont de la partie !
Elle est d'une oreille attentive et de très bon conseil, c'est important d'avoir quelqu'un qui connaît bien la maladie et ses différents traitements, elle m'accompagne et me rassure.
Je pense que tout patient devrait solliciter cet accompagnement, ça permet d'avoir une épaule sur qui se pencher en cas de besoin ou pas d'ailleurs !

Il y a le côté médical avec les neurologues qui vous

expliquent avec des mots scientifiques le déroulement d'un protocole ou vos IRM mais il y a justement cette association qui est présente pour vous si vous le souhaitez : le réseau SINDEFI dont Madame Rire, une infirmière géniale. Pour l'anecdote, sur un compte rendu du neurologue il était écrit SAINT DEFI, c'est peut-être un signe, il y a les SAINTS pour la croyance catholique et le SAINT DEFI pour la croyance à se sortir de cette maladie).

Il y a la famille qui vous entoure et qui vous aime, généralement affectée par votre maladie et leur vie quotidienne à gérer et il y a votre blockhaus, le plus important au quotidien, c'est-à-dire votre mari (ou votre femme) et vos enfants !

Eux vivent la maladie avec vous au quotidien, ils sont là pour vous aider, pour vous soutenir, sont présents quand tout va bien comme quand tout va mal ou que vous êtes sur le point de craquer !

Le plus important étant de se dire que la vie continue et qu'elle ne s'arrête pas à votre maladie. Il est aussi important de garder le sourire et le moral, c'est votre plus grande force !
Il y aura toujours des bas, mais il ne faut pas que ça vous entraîne, au contraire, on peut toujours remonter et votre blockhaus est là pour vous aider à le faire.

Il est important que votre petite famille soit bien au courant de la maladie, de tous les tenants et aboutissants.
Des différents symptômes…
Le plus encombrant au quotidien et le plus lourd à porter c'est la fatigue…mais pas une fatigue qui arrive à chacun après certaines activités ou à la fin de la journée.
Au contraire, la fatigue éprouvée tient plus d'un manque d'énergie au quotidien, à une fatigue

inhabituelle qui affecte le corps entier et qui n'est pas soulagée par le sommeil. Elle affecte notre qualité de vie et parfois peut nous empêcher de vivre normalement.

Aussi, profitez des bons moments, fixez-vous des objectifs faciles à atteindre et surtout faites-vous confiance.

C'est une maladie que nous allons nous traîner à vie, alors apprenons à vivre avec, il ne faut pas qu'elle nous empêche de vivre !

Votre famille sera là pour vous accompagner ou alors sachez vous entourer, ne côtoyez pas les gens négatifs qui vous tirent vers le bas ou qui vous plaignent ; vous n'êtes pas à plaindre vous avez simplement la sclérose en plaque, elle est quelque fois embêtante ou handicapante mais il faut tout faire pour se battre !

J'ai la chance d'avoir un mari qui m'aime et qui ne m'a pas collé une étiquette de « malade », il me voit toujours comme la femme que je suis, je me dois donc de rester la même, même si mon rythme de vie à changer. J'ai des enfants merveilleux qui ont compris la maladie et me soutiennent, ce n'est pas parce que je suis malade qu'ils ne m'aiment pas, ils trouvent juste injuste que ce soit tombé sur moi.
Je leur ai demandé comment elles vivaient la maladie, elles m'ont parlé de peur, d'injustice, de colère, mais pas d'incompréhension, car je leur ai bien expliqué, la peur et la colère c'est normal quand on est enfant ou bien adulte d'ailleurs…
Mais c'est comme ça, il faut l'accepter, une fois que la maladie est acceptée, on est gagnant car nous avons les armes nécessaires en nous pour se battre contre elle au quotidien.

Dans trois jours, avec toute ma petite famille d'amour nous partons au ski, les puces et mon mari vont dévaler les pistes de La Plagne.
Gianni va être initié à la passion de son père, le ski pour la première fois entre ses jambes !
Les batailles de boules de neige vont blanchir nos visages et les raclettes vont les faire rougir.
Les pistes de luge nous attendent avec impatience…
Voici des vacances dont je rêve, ce dont j'ai besoin pour être heureuse… Des montagnes enneigées, le soleil nous éblouissant, un chocolat chaud me réchauffant dans les bras de mon mari et mes enfants riant à tue-tête…

Que demander de plus pour être heureuse ?

Chapitre 12 :

Nouveau protocole

Je commence le nouveau médicament que le neurologue m'a prescrit, le baclofène, il est à prendre le soir, vu que je vais me coucher je ne vois pas d'effet.

Je le reprends le matin et quand je vais chercher Gianni dans son lit j'ai beaucoup de mal, ma tête tourne, j'ai beaucoup de mal à me déplacer ainsi qu'à parler, j'ai l'impression d'avoir bu trois bouteilles de

rhum !
La journée va être longue, je passe ma journée sur le canapé tellement ma tête tourne, enfin, dans la mesure du possible car Gianni est très demandeur !
Il me dit :
- « On joue maman ? »
Je lui réponds :
- « Maman ne peut pas chéri, si maman se lève elle va tomber, maman est comme dans un manège ! »
Quand mon mari rentre à la maison le soir, il ne me reconnaît pas, il me trouve blanche avec les yeux creusés, je parle bizarrement, il a aussi l'impression que je suis saoule !

Je ne vais pas continuer à prendre ce médicament le matin, je ne peux pas me permettre d'être dans cet état-là tous les jours, surtout au ski avec Gianni, il faut que je sois vigilante.

Le médecin m'avait dit que si je le supportais mal je pouvais le prendre que le soir.
J'appelle mon infirmière et lui en parle, elle rejoint le docteur à ce sujet, surtout elle me dit qu'il ne vaut mieux pas que je le prenne au risque de croiser un chameau sur la neige !
Il peut donner des hallucinations, donc on va éviter !
Ma grand-mère a déjà pris ce médicament et en pleine nuit elle croyait voir mon parrain et elle lui parler, elle a même voulu prendre la voiture en pleine nuit pour aller à un rendez-vous !

Le jour J est enfin arrivé, les bagages sont dans le coffre, nous avons chargé la veille pour partir tranquille, les luges et les skis de Gianni sont également chargés !
La route se passe plutôt mal pour moi, les vibrations de la voiture font que ma jambe et mon bras se

bloquent tout le long du trajet et ma jambe est très douloureuse !

Avant, les longs trajets ne me dérangeaient pas, mais là j'ai l'impression de vivre un périple !

Nous sommes enfin arrivés à l'hôtel, mon mari va nous chercher Chinois pour manger dans la chambre car je n'ai pas la force de partir manger au restaurant, je suis HS !

Le lendemain nous reprenons la route, je suis pressée de retrouver les puces après une semaine à l'UCPA où elles ont dû se régaler avec plein de copines.

Nous n'avons eu quasiment personne sur la route car mon GPS nous a fait éviter tous les bouchons !

Vive Android !

Arrivé en bas du col, ma hantise car j'ai le vertige, je mets un chewing-gum dans ma bouche pour ne pas avoir mal aux oreilles et passer les différents paliers tranquillement.

Du coup j' harcèle Gianni pour qu'il mette sa sucette dans la bouche et qu'il mâche comme la vache mais il ne veut pas.

Tony me dit de le laisser, il est grand maintenant, ce n'est pas grave.

Et Gianni me dit : « non maman, pas tutute, a gran nanni ».

Nous trouvons une place juste en bas de l’appartement pour pouvoir décharger tranquillement, sinon nous avons réservé une place dans le parking couvert.

Les clés de l'appartement en main nous allons nous poser en terrasse du restaurant où nous avons l'habitude d'aller chaque année en attendant les puces !

Elles arrivent toutes bronzées, nous avons droit à de gros câlins, elles nous racontent leur semaine remplie

de rires, de dispute, de ski, d'amoureux, de boum…
Mon chéri va chercher les skis pour pouvoir être tranquille avant que tous les parisiens arrivent.
Nous mangeons et nous allons décharger, moi je reste dans l'appartement avec Gianni pendant que Tony et les puces montent les affaires, nous avons pris deux appartements, les puces seront dans celui de gauche collé au nôtre.
Quel bonheur de se retrouver en famille en vacances avec la montagne et la neige à perte de vue !
Le lendemain, les filles commencent leurs cours mais mon homme n'a pas pu aller skier le matin car le prof l'a appelé et Maïwen est malade, elle vomi, elle a mal au ventre.
Pour couronner le tout, je n'ai pas pris le bon pantalon de ski de mon homme, donc il est obligé d'aller en acheter un autre !
Que de péripéties en une matinée, Gianni, lui, ne voit

pas la différence, il est content d'être à la neige et il veut aller faire des boules de neige !
Maïwen est allée voir le docteur, elle a une gastro donc elle restera avec moi l'après-midi pour se reposer.

En début d'après-midi nous allons faire de la luge avec Maïwen et Gianni, elle descend la piste de luge avec Gianni dans les bras, autant dire que Gianni est le plus heureux !
Mon homme est parti skier enfin avec Lorna !
À partir du lendemain tout revient à la normale, Maïwen retourne en cours et mon homme va dévaler les pistes comme il aime.
Gianni et moi allons faire des batailles de boules de neige, des bonhommes de neige et de la luge !
Je lui ai trouvé un chapeau en tête de chien, il est vraiment trop marrant avec.

Le soir, Gianni fait du ski avec son père pour la première fois, il est tout fou et surtout très fier, inutile de préciser que j'ai immortalisé le moment avec pleins de photos et vidéos !
Le reste du séjour se passe à merveille, ça fait vraiment du bien les vacances !

Nous adorons finir la journée autour de ce fameux chocolat chaud viennois ou d'un bon vin chaud face à la montage en regardant les enfants faire de la luge… Et du manège car Gianni l'a repéré et c'est devenu son rituel tous les jours.
Trois jours avant la fin du séjour, en plein repas, une grosse douleur arrive dans mon œil gauche, la lumière est juste horrible à supporter, nous décidons de rentrer et arrivée à la maison, après m'être allongée dans le lit, je ressens un engourdissement

de la partie gauche de mon corps, et je subis comme des sensations de décharges électriques et tout plein de fourmillements.

Oh non ! Pas encore ! Pas en vacances !

Elle ne veut décidément pas me laisser tranquille !

Je passe une nuit blanche, je me sers du coup de ma canne et de mon bâton de ski constamment car j'en ai un peu marre de tomber !

Le soir au restaurant, en partant, tout mon côté gauche se bloque et je tombe, mon mari et mon beau-père sont obligés de me porter jusqu'à l'appartement.

Je suis énervée, c'est horrible de se retrouver dans cette position, dépendre de son entourage pour se déplacer !

Bref, je dois faire avec de toute manière, je n'ai pas le choix et surtout je ne veux pas qu'elle me gâche la fin des vacances !

La veille du départ, mon homme n'est pas allé skier.

Il nous a fait la surprise d'acheter deux Pass pour prendre la télécabine et monter en haut des pistes, aller boire un bon chocolat tout en admirant la vue !
Ça m'a fait vraiment plaisir et à Gianni aussi d'ailleurs, il était tout content et arrivés en haut le spectacle était juste superbe !
Nous avions l'impression d'être seuls au monde, coupés de tout !

Mon homme sait exactement quoi faire pour me faire penser à autre chose et me faire plaisir !
La fin des vacances est arrivée, les enfants profitent des batailles de boule de neige une dernière fois, les puces n'ont pas pu passer leur fléchette car le temps était mauvais, elles sont déçues mais ce ne sera que partie remise.
Nous avons eu une journée de grand soleil, Tony a bien bronzé, il a même la marque des lunettes !

Nous reprenons la route en direction de la maison…
La route va être dure encore mais j'ai pris des antidouleurs avant de partir.
Trois cents kilomètres avant d'arriver, la voiture s'arrête net, elle ne veut plus avancer et juste au moment où nous allions nous arrêter sur une aire d'autoroute.
Nous appelons l'assistance, le dépanneur arrive dans les trente minutes, l'assurance essaye de nous trouver une voiture de location ou un taxi mais vu l'heure et en plus un samedi ça risque d'être compliqué !

Une heure après, nous avons un taxi, un espace, nous arrivons à tout rentrer dedans à part un sac de draps, la poussette et le lit parapluie.
Nous reprenons la route et retrouvons notre chez nous à minuit trente, la course va coûter à l'assurance

mille trois cents euros !!
Je commence à déballer les sacs mais je ne finis que le lendemain, et il a fallu faire huit machines pour tout laver.

J'ai toujours les mêmes symptômes, je vais faire ma prise de sang pour pouvoir commencer mon traitement et il me donne un pot pour récolter mes urines pendant vingt-quatre heures.
Mes résultats arrivent à dix-sept heures, J'appelle mon neurologue et il me donne le feu vert pour commencer mon traitement.
Je lui parle des symptômes qui sont apparus au ski et c'est effectivement une poussée mais vu que je la vis bien, il veut éviter que je parte à l'hôpital pour me refaire un bolus de corticoïdes, car j'ai eu un flash de cinq jours il y a à peine deux mois.
Décidément cette maladie veut me rappeler qu'elle

est bien présente, et tous les deux mois environ, une nouvelle poussée, c'est assez fatiguant.
J'essaye de me reposer quand je le peux.
Heureusement ma famille est là pour m'épauler, je me plains le moins possible bien que ça me ferait du bien de dire que j'ai mal ou pas, que je ne me sens pas bien mais ça ne sert à rien, à part à montrer ses faiblesses.
Pour moi, je suis plus forte !
Tony doit ramener mes urines au laboratoire, lui qui ne veut même pas acheter du papier toilette tout seul au magasin, il doit se balader avec mon pot d'urine de la taille de quatre bouteilles de deux litres à la main !
Quand il m'a raconté, j'ai tellement rigolé, l'imaginant avec sa veste de costard et sa chemise avec mon pot dans les mains !
Il avait l'impression que tout le monde le regardait !

Le soir, ce moment est enfin arrivé, le moment de prendre ce fameux médicament, mon nouveau protocole de soin, le Tecfidera !
Je mets tellement d'espoir dans ce médicament, mon avenir est un peu entre ses mains !

Il s'utilise pour réduire la fréquence des poussées et limiter l'augmentation du handicap.
La boite de 240 mg coûte 1017 euros à la sécurité sociale.
Heureusement que nous vivons dans un pays comme la France pour prendre en charge ce genre de soin.
Les effets secondaires sont des bouffées congestives, c'est-à-dire des bouffées de chaleur au niveau du visage, du cou et de la poitrine et du bras, avec possibles rougeurs et démangeaisons ainsi que des troubles gastro-intestinaux.
Je croise les doigts pour ne pas les avoirs.

Le soir, j'ai préparé des gnocchis à la rabbiate (qui veut dire énerver en italien), c'est une sauce tomate avec des lardons, de l'ail et du piment.
Au milieu du repas j'ouvre la fameuse boite de Tecfidera, prend un comprimé dans ma main, me sert un grand verre d'eau et l'avale.

CHAPITRE 13 :

Nouvelle molécule dans mon corps

Les premiers temps, le Tecfidera me donne quelques flushes et je devais prendre de l'aspirine pour m'aider à les faire passer, mais à présent je le gère plutôt bien.

Je me sers de ma canne à la maison et à chaque fois que je sors, j'ai appris à vivre avec le regard des autres, puis, elle m’est plus que nécessaire, car mes blocages sont fréquents et ma jambe est de plus en

plus douloureuse car les « contramal » ne font plus d'effet.
Et vu que ma spasticité est la même et que la dose de « baclofène » que le neurologue m'a prescrit n'a pas d'effet à ce niveau, j'ai appelé Mme Rire, mon infirmière, et je lui en ai parlé, je ne peux plus rester comme ça, elle m'a donc proposé d'appeler mon neurologue pour voir si l'on ne pouvait pas faire quelque chose.
Une demi-heure après elle me rappelle et me dit que mon neurologue est en vacances jusqu'au mois de mai et que c'est le docteur Kermi qui fait l'intendance.
Chouette, ma préférée !

Le courant ne passe pas du tout avec elle.
Elle me dit donc qu'elle a parlé de mon problème avec elle, le Docteur Kermi lui a donné sa ligne directe, il faut que je l'appelle pour voir avec elle, elle a aussi

demandé à mon infirmière si mon problème n'était pas psychologique et si ma douleur n'était pas dans ma tête !

Heureusement qu'elle ne m'a pas posé la question directement à moi car je l'aurai pris pour une insulte !
« Dans ma tête ! »
Mme rire lui a dit qu'elle me connaissait bien et si je lui en avais fait part c 'est parce que c'était très handicapant pour moi et que je n'en pouvais plus de cette douleur, mais en aucun cas cela était dans ma tête.
Bref, passons sinon je vais m'énerver…
J'appelle le Dr Kermi, elle répond au bout de trois sonneries :

- « Allô ? »

- « Oui Bonjour, c'est Mme Eva, Mme Rire m'a donné votre numéro de téléphone pour que je vous explique mes différents symptômes qui persistent malgré mon traitement ainsi que les douleurs qui engendrent des chutes sans prévenir ? »

- « Oui, et ? » Et là un blanc s'installe…

- « Je voulais savoir s'il y avait quelque chose à faire pour limiter ça ? »

- « Vous avez une canne me demande –t-elle ? »

- « Et vous vous en servez ? »

- « Oui..... »

- « Et pourquoi vous tombez alors ? »

Là, j'ai failli lui raccrocher au nez…

- « Car ma jambe me lâche et se raidit, puis je n'ai plus aucun pouvoir sur elle. »

- « Vous vous en servez comme il faut ? »

J'ai juste envie de lui répondre : « Bin je me la mets dans les fesses et fais la toupie, ça marche plutôt bien ! »

Mais malheureusement l'ange dans ma tête me

rappelle à la raison et lui répond :

- « Oui, j'ai même validé avec mon kiné la manière dont je la tenais et tout va bien . »

- « Très bien, je peux faire quoi pour vous alors ? »

Mon démon dans ma tête me chuchote à l'oreille : Rien C*****E, arrêter de faire ce métier pour commencer !

J'aurais adoré lui dire ça mais ma raison a pris le dessus…

- « Bien, peut-être augmenter ou ajouter un médicament ? Maintenant je ne suis que PATIENTE et vous le MÉDECIN, c'est pour ça que je vous appelle !

Elle décide donc de m'augmenter mon « Baclofène » qui agit normalement sur ma spasticité et elle me dit de rappeler mon neurologue début mai à son retour de vacance pour faire le point et me congédie.

Ma température corporelle augmente, cette conversation a bien confirmé mon point de vue sur cette femme, j'en avais déjà un très mauvais souvenir lors de mon hospitalisation du mois de septembre quand le diagnostic a été posé.
Elle est imbue d'elle-même, arrogante, prétentieuse, tout sauf aimable et j'en passe…
Je raconte tout ça à mon infirmière, elle ne comprend pas du tout son comportement, elle en rit mais ne sait pas quoi me dire…
Elle allait bientôt rencontrer cette équipe de Neurologues et leur expliquera certaines manières d'approcher les patients.

Mon homme, mon fils et moi prenons le train pour descendre dans le sud voir ma famille, à la gare TGV nous louons une voiture pour être plus autonome.
Il n'y a que deux heures et demie qui séparent Paris

d'Avignon, mais le trajet m'a paru une éternité, ma jambe s'est bloquée tout au long du voyage et j'avais une douleur juste insupportable !
Heureusement Gianni a été adorable.
Nous arrivons chez mon père vers seize heures, Isabelle nous a préparé un rougaille saucisses, Tony en raffole, les retrouvailles font du bien.
Je ne les avais pas vus depuis l'annonce de mon diagnostic, c'est la première fois que mon père voit ma jambe se bloquer de la sorte et me voit également tomber devant ses yeux impuissants.
Comme à notre habitude nous papotons comme des folles avec Isa à refaire le monde !
Gianni et Nohla s'entendent super bien et joue très bien ensemble maintenant que Gianni a grandi !

Mon père et Isa sont épatés de voir Gianni parler autant et s'exprimer aussi bien pour un petit bout de chou de deux ans !

Gianni leur montre qu'il sait compter jusqu'à dix, reconnaît ses nombres, connaît le début de son alphabet. J'avoue que nous sommes très fiers mon homme et moi !

Le huit avril, c'est l'anniversaire de mon frère Nathan, il a dix-sept ans, il a préparé un beau gâteau d'anniversaire, il fait son apprentissage dans la restauration où il travaille dans un très beau restaurant et il fait ses études dans une très belle école hôtelière.

Le soir Nathan souffle ses bougies ainsi que Gianni vu que c'était le vingt-six mars et qu'il n'était pas là.

Mon homme prépare des fajitas car Nathan avait envie d'en manger, après tout c'est son anniversaire !

Nous mettons la musique et dansons !

Les petits comme les grands sont très contents, moi, je fais abstraction de la douleur pour profiter du

moment, même si le fait de me voir danser est à voir maintenant avec ma jambe qui ne bouge presque plus.
Moi qui dansais si bien avant et qui adorait ça d'ailleurs...Il y a des choses qui ne seront plus jamais comme avant.

Nous avons organisé une journée au zoo, il proposait des petites voitures une place, Tony m'a demandé si j'en voulais une, mais il fallait la carte handicapée.
Heureusement il y avait un petit train qui pouvait nous monter en haut du zoo car honnêtement je n'aurais jamais pu monter là-haut !
Gianni est super content de voir les animaux, il fait un soleil magnifique mais il y a beaucoup de mistral !
Plusieurs fois dans la journée j'ai dû faire des pauses car même avec ma canne je fatiguais très vite !
En fin d'après-midi ma jambe me lâche, mon père et

Tony me portent jusqu'au petit train, puis nous rentrons à la maison.
Le soir je suis tombée au moins cinq fois, entre la fatigue de la veille et le zoo mon corps est juste HS !

Le lendemain, il fait très beau et le mistral s'est arrêté, donc nous avons fait un énorme barbecue puis nous nous sommes installés dans les transats qui nous tendaient les bras !
En fin de journée nous partons chez mon oncle et ma tante pour deux jours.
Mon oncle vient de se faire opérer du genou donc il n'était pas très en forme, il souffrait beaucoup mais nous avons tout de même bien profité !
Le trajet du retour était encore plus insupportable mais j'étais contente de rentrer à la maison, je supporte de moins en moins le bruit.

L'augmentation du médicament n'a eu aucun effet mais au moins j'aurais essayé !
Par contre je supporte très bien mon traitement de fond, « le Tecfidera », ouf, une bonne nouvelle !
J'en ai tellement bavé avec mon ancien traitement avec ses effets secondaires.
La mauvaise nouvelle par contre c'est que je chute encore très souvent et je commence à me faire mal, je vais me reconvertir en cascadeuse !
Sur les coins de portes, dans la rue, la baignoire et récemment j'ai fait un roulé-boulé dans les escaliers et je me suis retrouvée à plat ventre dans la cuisine !
Mon mari commence à devenir cardiaque à force de me voir tomber, au moindre bruit il m'appelle pour vérifier que tout aille bien !
Chez le kiné, lors d'un exercice, je suis tombée de tout mon poids sur mon genou et je me suis fait mal aux ligaments, mon genou est tout bleu et enflé, et

ma hanche a bien trinquée également !
Un matin, quand j'ai voulu me lever, j'ai eu l'impression qu'elle s'était déboîtée et j'ai entendu un gros clac ! Puis ma jambe s'est raidie et je n'ai pas pu me lever du lit pendant une heure au moins.
Et cette douleur qui ne me lâche jamais…Mon homme a désormais beaucoup de mal à me la détendre quand elle se contracte malgré les conseils de mon kiné.

La dernière fois, lorsque ma jambe s'est bloquée et raidie, elle s'est complètement déformée ainsi que mes orteils, c'était vraiment impressionnant à voir !
Fin avril ma grand-mère est venue trois jours à la maison avant de prendre son avion pour aller à l'île de la Réunion, nous avons passé de très bons moments ensemble et elle a bien profiter de son arrière-petit-fils !

Nous avons eu du beau temps donc nous avons pu jouer dans le jardin où j'ai attrapé un beau coup de soleil en faisant de la peinture avec les enfants, je suis rouge comme une écrevisse !
Après ses trois jours, en rentrant de l'aéroport où nous avons beaucoup marché, pour rejoindre la voiture, je n'en pouvais plus, ma jambe s'est à nouveau contractée, complètement raide et me faisait horriblement mal !
En rentrant à la maison, je prends immédiatement des « contramal » (antidouleur puissant) mais rien n'y a fait, ils ne me soulagent plus du tout, autant prendre des placebos !
Gianni me dit :
-« a bobo maman, nanni fait un bisou magique… mouah ! À plus mal maman ça y est ! »
Il est trop chou, si seulement ses bisous magiques pouvaient me guérir !

Nous regardons un film une fois que Gianni est au lit mais j'ai du mal à me concentrer avec cette douleur, je n'en peux plus, je vais me coucher, mon homme voyant la difficulté que j'ai pour marcher vient me pousser sur les fesses pour m'aider à monter les escaliers.

Arrivé en haut, il me dit :

-« Je ne sais pas quoi faire ou quoi dire face à ta douleur… »

Je lui réponds :

-« Tu sais, j'ai l'impression de me faire mutiler, dépecer petit à petit, que quelqu'un prend un malin plaisir à me déchirer les muscles et tendons un à un…

Donc tu ne peux rien faire d'autre malheureusement… »

Entre les raideurs, les spasmes musculaires, les coups d'électricité et les douleurs, je me demande des fois si je n'aimerais pas être amputée pour ne plus rien ressentir...même si je sais pertinemment que ce serait pire mais l'idée m'a effleurée l'esprit, ça commence tellement à être pesant et mon moral en prend un coup car il n'y a pas de solution pour le moment.

Le trois mai, j'appelle le secrétariat de neurologie de Meaux pour demander à parler au docteur Demuydt car il a dû revenir de vacances, et la secrétaire m'agresse direct en me disant que j'avais soi-disant oublié de venir à un rendez-vous au mois de mars. Je lui explique que, lors de mon hospitalisation au mois de décembre pour une poussée, mon neurologue avait changé de protocole et l'interne avait dit qu'elle s'occupait de tout pour annuler ce rendez-vous. Bien sûr, dit-elle, sur un air hautain, elle n'en croyait pas un seul mot et me faisait des remontrances. Je demande à parler à mon neurologue, elle me répond qu'il est occupé.

Je lui demande donc si elle peut lui demander de me rappeler ou s'il faut que je le rappelle ultérieurement ?

Elle me répond :

- « Moi, dans quelques minutes je serai sur répondeur, donc je lui laisserai le message ! »

Quelle vielle chouette ! Elle a réussi à me mettre le moral dans les chaussettes cette femme !

Je décide d'appeler sur le champ mon infirmière, j'avais besoin de vider mon sac, elle n'en revenait pas, et que décidément je n'avais pas de chance !

Là, j'ai un double appel, certainement le Dr Demuydt, je dis donc à Mme Rire que je la rappelle après.

Mon neurologue me demande des nouvelles et je lui précise le comportement de cette réceptionniste incompétente, il me confirme également que je n'avais manqué aucun rendez-vous, de ne pas en

faire un cas, il était bientôt quatre heures, elle devait avoir faim me dit-il avec humour.
Bref, je lui explique que le « baclofène » n'a aucun effet sur moi, il me propose donc le « sativex », ce fameux médicament qui était interdit en France, il peut à présent le prescrire à certains patients qui ne répondent pas au « baclofène » en faisant une demande particulière, il m'a dit qu'il me tiendra informé quoi qu'il arrive et que je devais continuer le même traitement pour le moment mais arrêter de prendre les antidouleurs qui n'ont aucun effet sur moi, ça ne sert à rien de mettre des molécules dans mon corps si celles-ci n’agissent pas.

Les douleurs dans ma jambe gauche ne s’améliorent pas, bien au contraire et elles deviennent très difficiles à vivre au quotidien, quand on a mal on se referme sur soi-même et le moindre geste devient

insurmontable.
Mon moral commence à baisser lui aussi car à force d'avoir mal et qu'aucun médicament n'arrive a apaisé cette douleur c'est très dur, mais il ne faut pas que je baisse les bras, il faut que je me batte !

Dr Demuydt me contacte le mardi et m'annonce que le « sativex » ne peut pas être commercialisé en France encore, et même en demandant une dérogation ce n'est pas possible, il me dit donc qu'il va me faire prendre un rendez-vous avec un médecin pour que l'on commence les injections de toxine botulique, ça apaisera ma douleur et diminuera ma spasticité pour éviter ses blocages ainsi que mes chutes normalement. Il me dit également qu'il faut que l'on refasse une IRM médullaire (de la moelle épinière) pour voir s'il n'y a pas d'autres plaques.

Quand il raccroche je suis effondrée, je fondais tous mes espoirs dans ce médicament, d'après ce que j'ai lu il est presque miraculeux pour les personnes atteintes de sclérose en plaque, il diminuera considérablement la douleur ainsi que la spasticité, c'est un cannabinoïde, c’est-à-dire qu'il est composé de THC, de cannabis, c'est pour cela qu'il est interdit en France, les autorités prétendent à un blocage sur le prix de vente mais c'est tout simplement qu'ils ont peur qu’en le commercialisant il avance d'un pas sur la légalisation du cannabis.

Je dois rester avec mes douleurs, mes chutes et mes raideurs car le système Français préfère camper sur leur position et laisser les gens souffrir, car je ne suis pas la seule dans ce cas-là, des associations ainsi que des patients se battent tous les jours pour obtenir ce médicament !

Il est déjà commercialisé dans plusieurs pays de

l'union Européenne et fait des miracles !
Je me dis que la seule solution serait d'aller m'en procurer dans nos pays voisins qui le commercialisent comme la Suisse ou l'Espagne, je serais donc une hors-la-loi qui rentre en France avec un produit illégal pour combattre ma maladie !
C'est une aberration !
Ou alors je me mets à consommer du cannabis et me retrouve encore dans une situation illégale !
Tant de question sans réponses se bousculent dans ma tête, que faire, je suis là allongée dans mon bain, venant de raccrocher avec mon neurologue qui vient de me mettre une claque en m'apprenant la nouvelle !
Je suis là, je pleure, je pleure sans pouvoir m'arrêter, je suis maudite, en plus d'avoir une maladie qui est la sclérose en plaque, les médicaments qui existent pour me soulager sont interdits.
J'enfonce ma tête dans l'eau et essaye de faire le

vide… Là, mon téléphone sonne, c'est mon infirmière, Mme Rire, elle me demande si j'ai eu des nouvelles de mon neurologue et je lui explique, je craque même, chose qui ne m'était jamais arrivée avec elle au téléphone, je suis désemparée et elle aussi, elle me dit qu'elle va prendre contact avec le responsable du service du traitement de la douleur du CHU de Meaux et elle me tient au courant.
Je raccroche et là j'entends mon fils Gianni qui s'est réveillé, je vais le chercher et le mets avec moi dans la salle de bain pendant que je termine mon bain, qui soit dit en passant était censé me relaxer.
Je me replonge dans le bain, Gianni me lave les cheveux… J'essaye de me relaxer et là quelque chose arrive, je ne contrôle plus mon sphincter... C'est horrible, que m'arrive-t-il ?

Je viens de me faire dessus dans mon bain, j'avais

bien vu que depuis deux jours je ne pouvais plus me retenir mais j'avais quand même quelques secondes pour arriver aux toilettes.
Je pleure, je demande à Gianni d'aller jouer dans sa chambre et je nettoie, je nettoie ce que je ne voulais pas voir, je nettoie cette foutue maladie qui me nargue et me dit : « coucou je ne te lâcherais pas !!! »
Au même moment mes filles et mon homme arrivent à la maison il m'appelle, je suis en serviette et je viens de vivre un des moments les plus horrible dans ma vie, je passe ma tête au-dessus de la rambarde de l'escalier et je souris : - « coucou, ça va mes amours, vous avez passé une bonne journée ? »

Que faire ?
La vie continue…

Dans la nuit qui suivit je ne dors pas, je cherche

partout sur internet une solution, ça ne peut pas être fini, il doit bien exister un traitement pour me soulager, à quatre heures de matin je pense avoir trouvé une piste, j'envoie le lien à mon infirmière et à la première heure j'appelle mon neurologue pour lui faire part de ma trouvaille.
Je lui dis que j'ai trouvé un médicament qui s'appelle le « marinol - dronabinol » un cannabinoide, il ressemblerait étrangement au « sativex » sauf qu'il est autorisé en France avec une ATU (autorisation temporaire d'utilisation), il est prescrit généralement pour certains malades atteints du cancer en face terminal, sida... pour atténuer leurs douleurs.
J'ai également lu qu'il soulagerait les personnes atteintes de SEP et agirait sur la spasticité et les douleurs.
Il ne connaît pas ce médicament et il va se renseigner et me tenir au courant.

J'en parle également à mon infirmière qui va se renseigner de son côté, elle me précise que vu l'heure où j'ai envoyé mon mail je n'ai pas du beaucoup dormir et non, j'ai dû dormir une heure environ.
Peut-être que je tiens une piste...
Le midi je vais faire ma prise de sang de contrôle pour mon traitement et tout va bien, mes taux sont bons.
L'après-midi les puces restent avec moi, c'est mercredi, nous faisons les devoirs et travaillons sur les volumes, ça me replonge dans mon enfance, comment calculer le volume d'un cube...ect…
En ce moment je n'ai pas trop ma belle-mère en ligne car ils ont déménagé dans un petit village provençal et elle ne capte pas là-bas, donc fini les papotages !
Je dois attendre qu'elle aille dans un endroit où elle capte pour l'avoir.

Le soir, quand mon mari rentre à la maison, nous

nous mettons à table, j'ai fait des pâtes avec des boulettes à la sauce tomate, un régal !
Et là, mon homme écoute ses messages vocaux de la journée et je vois ses yeux écarquillés qui demandent aux puces de couper le son de la télé il met le haut-parleur et me dit écoute :
« Bonjour Mme Eva, c'est le Dr Demuydt, j'ai demandé à la pharmacie nationale ainsi qu'au laboratoire s'il connaissait ce médicament et oui sauf qu'en neurologie nous ne pouvons pas l'utilisé à part avec une ATU, principalement au service contre la douleur qu'ils peuvent l'utiliser, effectivement c'est un cannabinoide qui ressemble au « sativex », et il pourrait bien être un bon moyen de contourner celui-ci en utilisant celui-là, j'ai fait la demande pour vous pour avoir une dérogation je vous tiendrai informé, mais ça prendra du temps, au revoir »

INCROYABLE !!!
Un petit pas pour la neurologie, un grand pas pour moi !
Avec mes petites mains en pleine nuit j'ai réussi à trouver un traitement que les neurologues ne connaissaient pas qui pourrait m'aider et aider d'autres malades atteints de SEP pour contrer leur foutu blocage du « sativex ».
Bon, la bataille n'est pas gagnée mais je suis contente, il y a un espoir !
Ça me redonne la pêche, je vais continuer mes recherches, j'ai envoyé un mail à l'association ARSEP pour savoir s'ils avaient connaissance de ce médicament, ils m'ont donné un numéro à contacter demain.
Ce week-end nous partons, Maïwen a un tournoi de foot et nous l'accompagnons, ça va nous faire changer d'air et nous faire du bien de penser un peu à

autre chose.

Le quotidien n'est pas facile à gérer, mon homme travaille beaucoup donc il rentre tard à la maison en ce moment, le temps de nous occuper un peu des enfants, les mettre au lit, nous ne sommes pas tranquilles avant dix heures et demi du soir, mais là les cerveaux sont vides est ont besoin de se reposer et de s'abrutir devant la télé.
Ce n'est ni le moment ni le lieu pour raconter nos mésaventures.
On se détend et on profite de ce peu de temps que nous avons ensemble.
Je n'ai pas envie de lui raconter après la journée que mon homme vient de passer : « ah j'ai eu Intel qui m'a dit ça, puis peut-être ça, et j'ai mal, je suis tombée cinq fois aujourd'hui, je me suis détruite le genou... »
J'ai horreur de me plaindre tout le temps donc j'en dis

le moins possible sur mes chutes et ma douleur.
C 'est un choix, j'estime qu'il a assez de choses à gérer en ce moment entre ses magasins et ses autres activités professionnelles.
Même si au fond de moi j'aimerais lui parler, qu'il me serre dans ses bras, qu'il me comprenne et me dise que ça va aller.
Il le fait, mais je le voudrais à moi tout le temps en ce moment !
Car j'ai besoin de lui... c 'est mon meilleur ami aussi, mais je ne préfère pas car il est trop occupé en ce moment.

Il y a des moments où nous ressentons de la honte, de la gêne, je suis dans un tel état à l'intérieur que je sens que je vais exploser mais il ne faut pas …
Pourtant la tentation est forte, mais je ne peux pas, j'ai une famille en or qui compte sur moi donc je ne dois

pas les décevoir, il croit en moi plus que je ne crois en moi-même.
J'ai l'impression de me lancer dans une bataille qui n'aura pas de fin.

Mme Rire m'a contacté vers dix-huit heures trente pour me tenir informée que le responsable du service antidouleur lui avait dit lors de l'entretien téléphonique que vu que j'avais rendez-vous le quinze mai avec le médecin qui va essayer de gérer mes injections de toxine botulique, il ne pouvait pas me recevoir tant que le premier essai n'était pas passé pour voir s'il y avait amélioration ou pas.

Pour mes proches la situation n'est pas évidente à vivre non plus, essayer de composer avec ma douleur et mes changements d'humeur.
J'aimerais tellement redevenir comme avant avec ma

bonne humeur quotidienne et ma pêche sans cette foutue maladie.
Mon homme m'a dit de chercher une femme de ménage pour m'aider à la maison mais je n'ai pas envie de me prendre la tête à chercher donc je le fais moi-même, ça me fatigue énormément mais je ne supporte pas d'avoir une maison sale.

Le week-end de Pentecôte nous sommes allés à vers Orléans pour le tournois de foot de Maïwen, nous sommes arrivés à vingt-deux heures trente, nous avons mangé dans un restaurant Indien, c'était délicieux, ça fait du bien de changer d'air !
Le lendemain, nous avons passé une très bonne journée avec un soleil magnifique, Maïwen a très bien joué comme à son habitude, tout le monde l'a remarqué, elle a beaucoup de talent !
Vers dix-huit heures la journée s'achève, je m'assois

dans la voiture et j'ai très mal, le fait d'être restée debout toute la journée se fait sentir, le trajet du retour est très long et arrivée à la maison je m'allonge et me repose, mon homme s'occupe de tout, il prépare le repas et nous sert.

La douleur me rend folle, je ne sais plus quoi faire pour aller mieux, je ne dors plus la nuit, la journée j'essaye de m'occuper pour éviter d'y penser !
Dès que je me pose, elle revient de plus belle, vivement que les médecins me trouvent quelque chose pour palier à cette souffrance.
Ce barbelé qui est en moi et tourne, tourne en me décortiquant toutes mes chairs, je sens comme si on me torturait, mais je ne peux pas l'arrêter pour le moment...
La souffrance a pris une place importante dans ma vie à présent, elle me bouffe de l'intérieur...

La vie poursuit son cours, le temps va être long pour retrouver une vie normale en espérant que ma santé va aller mieux, dans tous les cas il faut garder le moral, car sinon la maladie peut engendrer des dommages collatéraux dans votre vie au quotidien, il faut être forte et se battre !

Le plus important c'est que je sais que je suis soutenue, j'ai un homme et des enfants qui m'aiment et m'épaulent au quotidien, c'est et ça restera ma force !
J'ai une putain de maladie qui m'exploite, me grignote de l'intérieur, me pousse vers le bas mais je vais la combattre, car je suis plus forte qu'elle, elle, elle est seule !
Mais moi, j'ai une armée devant elle, reste à trouver les bonnes armes....

Chapitre 14 :

Rééducation

Le 15 juin mon beau-père m'emmène à mon rendez-vous avec le Docteur Laibouki à l'hôpital d'Orgemont spécialisé dans la rééducation.
Nous attendons plus d'une heure dans la salle d'attente, là une aide-soignante vient me chercher et m'emmène dans son bureau.
Il n'y a personne, assise, je patiente dans son bureau et surtout j'attends beaucoup de ce rendez-vous car il

va décider si j'ai besoin d'injection de toxine botulique dans ma jambe gauche.

L'objectif thérapeutique est d'induire une diminution localisée de l'activité musculaire et ainsi de réduire le handicap induit par la spasticité.

Ses injections peuvent améliorer les symptômes de la spasticité comme les contractions musculaires et les douleurs.

Le médicament est injecté directement dans le tissu musculaire. L'effet est réversible au bout de trois à quatre mois, d'où la nécessité de les répéter les injections.

Le docteur rentre dans la pièce au bout de vingt minutes, le téléphone à l'oreille, puis il raccroche, se présente et ouvre mon dossier, il lit la lettre que mon neurologue lui a fait à mon sujet, puis, me demande mes attentes.

Je lui explique donc mes problèmes de spasticité, mes chutes, ainsi que tout mon parcours dans la maladie.

Il me demande de passer sur une grande table et test ainsi ma spasticité avec différents exercices, il constate effectivement une grande spasticité, nous retournons nous asseoir à son bureau, et là, il m'annonce que je dois me faire hospitaliser au moins un mois dans son service de rééducation et me demande même comment ça se fait que je ne suis pas venue avant...

Mais le problème c'est que je ne connaissais pas leur existence !

Personne ne nous informe de l'importance de la rééducation.

L'annonce de mon hospitalisation est un choc, je ne m'y attendais pas du tout !

Il m'explique que j'ai besoin de faire plusieurs bilans

et qu'il va faire en sorte de régler problème après problème.
C'est une bonne nouvelle, ils peuvent enfin faire quelque chose pour moi, mais à quel prix ?
M 'éloigner de ma famille pendant un mois va être extrêmement dur, comment Tony va faire avec Gianni ?
Je lui demande si je pourrais avoir des permissions le week-end, il acquiesce, je lui demande également si on ne peut pas raccourcir à deux semaines, car c'est compliqué pour moi de faire garder mon fils pendant un mois.
Il va faire son possible, mais la rééducation demande du temps...

Je lui dis que je ne peux pas lui donner ma réponse immédiatement, il faut que j'en parle avec mon mari et je le recontacterai dans la journée.

En sortant du bureau, je suis partagée entre la joie d'un nouvel espoir pour vivre mieux avec cette maladie et la tristesse de devoir m'éloigner de ma famille.
J'annonce la nouvelle à mon mari au téléphone, il ne s'y attendait pas non plus mais il veut le meilleur pour moi, donc il me dit d'accepter et de ne pas m'inquiéter pour Gianni, qu'il gérera (même si je m'en doutais, c'est la maman poule qui se posait la question).
Les quelques jours qui me restent avant de rentrer à l'hôpital passent à une vitesse folle, nous profitons à fond des moments qui nous restent, nous fêtons la fête des pères le dimanche, les puces ont préparé un beau dessin et avec Gianni nous avons fait une belle peinture avec des collages, Tony était très content !

Le lundi à dix heures il me dépose à l'hôpital avec Gianni, on me conduit jusqu'à ma chambre,

heureusement c'est une chambre individuelle avec vue sur le parc avec ma propre salle eau !
Oui, ma réaction peut paraître absurde, mais généralement dans ces services hospitaliers la douche est commune, dans le couloir.
La séparation est dure... je me retrouve à nouveau dans ma chambre d'hôpital avec ses murs blanc qui me narguent...
La mise en service de la télévision et d'internet est toujours très compliquées, la télé ne s'allume pas, le code wi-fi n'est pas le bon...
Bref, Je m'installe, une doctoresse vient se présenter à moi, elle m'explique les bilans qui vont être réalisés durant le mois, ainsi que les tests qui vont être effectués avant de procéder aux injections, le mois entier n'est donc pas négociable.

Puis la kinésithérapeute vient se présenter

également, une femme très charmante, elle m'explique que la rééducation sera intensive que je vais faire après son bilan puis l'ergothérapeute se présente également et m'explique son programme. J'aurais des séances quotidiennes, j'ai l'impression que je vais être bien prise en main.
Le médecin revient me voir en début d'après-midi et m'ausculte.
Je suis partie pour un mois de rééducation intensive avec tout plein de bilans.
Les tests pour évaluer ma spasticité sont fréquents, je rencontre un médecin qui m'annonce qu'ils vont tout faire pour régler problème après problème et aujourd'hui il me propose un médicament pour atténuer cette douleur constante que j'ai dans ma jambe gauche, de « Acupan », c'est une ampoule généralement administrée par Intraveineuse, mais que je prendrai par voie orale, le goût est assez

amère mais avec un verre d'eau ça passe tout seul, et à vrai dire, peu importe le goût que ça a du moment que cette foutue douleur s'en aille.

À l'hôpital, la douleur est évaluée sur une échelle de 1 à 10 qui varie selon les patients, moi actuellement je suis à 8 sur 10 et grâce à ce médicament je suis tombé à 4 sur 10, autant dire le « Nirvana » pour moi ! Quel bonheur, enfin !
Les séances de kiné s’enchaînent, je suis tombée sur une personne vraiment gentille avec beaucoup d'humour, elle me fait faire un certain nombre d’exercices dont des étirements et me fait marcher entre les barres sur un tapis...
Je chute encore mais beaucoup moins qu’avant…
Il m'annonce que dorénavant je devrai me déplacer en fauteuil roulant pour soulager mes jambes et éviter les chutes.

J'ai beaucoup trop forcé sur la corde d'après eux, m'activer pour oublier la douleur n'était pas une bonne solution et j'arrive au moment où mon corps ne peux plus continuer à forcer, il faut absolument qu'il récupère pour éviter d'avoir des séquelles...
Pour les courtes distances je dois me déplacer avec un déambulateur et pour sortir de la maison je dois être en fauteuil !
Quelle nouvelle !
Je rentre sur trois pattes et je ressors sur 4 roues... La nouvelle fait mal...
Avec mon ergothérapeute, nous remplissons une grille de mesure afin de commander mon nouveau fauteuil qui est censé devenir mon ami du quotidien.
C'est pour mon bien…

Gianni a beaucoup de mal avec « le fauteuil », il me demande tout le temps d'en sortir…

À l'hôpital, en face de ma chambre, j'ai un grand parc avec une mare remplie de poissons, c'est une très bonne chose car du coup c'est très apaisant pour Gianni qui vit très mal mon séjour à l'hôpital, il n'a plus sa maman H24 avec lui, il ne comprend pas et pense que je l'abandonne, il a développé un gros bégaiement du coup.
Il est très sensible, et avec les rebondissements de ma maladie, c'est très difficile pour lui.

Les puces sont également pressées de me voir sortir, et Tony n'en parlons pas, il a tout à gérer entre la maison, les enfants, son travail... Mais il maîtrise très bien la situation et me soutient beaucoup !
Gianni n'arrête pas de me répéter « maman pas l'hôpital, reste avec nanni, maman manque beaucoup a nanni » ...c'est horrible à supporter.
Vivre loin de ses enfants, de son mari, ils me

manquent énormément…surtout dans ces circonstances.

Le mardi de la deuxième semaine, le docteur me fait des injections de toxine botulique, dans une grande majorité des muscles de ma jambe et de mon fessier, c'est assez douloureux mais supportable.
Quand il rentre l'aiguille dans la jambe pour atteindre un muscle, il envoie d'abord un courant électrique pour vérifier qu'il est bien dans celui-ci puis après il injecte la substance, il a répété ce geste environ vingt fois.
Les effets de la toxine sont aléatoires, ils m'ont dit d'attendre environ une semaine avant de voir des améliorations.

Et effectivement, au bout d'une semaine, mes spasmes diminuaient progressivement et j'avais un

peu moins de spasticité dans ma jambe.
Durant mon séjour, j'ai rencontré plusieurs personnes atteintes de sclérose en plaques, tous à des stades différents et qui, pour apaiser leur douleur et leurs spasticités, consomment du cannabis.
Grâce à ça, certains d'entre eux sortent un peu de leur fauteuil et retrouvent un semblant de vie normale…
Nous vivons en France, où une substance X peut soulager nos douleurs et ils ne peuvent pas nous la prescrire à usage thérapeutique car c'est interdit par la loi !

Durant mes séances d'ergothérapie, je fais des Légos, des mosaïques, différents ateliers pour récupérer l'usage de ma main gauche et les progrès se font vite sentir, j'ai presque récupéré totalement l'usage de celle-ci, il me reste simplement un manque

de force et de sensibilité.
Nous établissons également plusieurs devis pour un fauteuil et nous optons pour un fauteuil léger avec motorisation car avec la fatigue dût à la SEP, la motorisation va m'aider à me déplacer plus facilement et à être moins fatiguée.
Je rencontre également une assistante sociale qui m'aide à rédiger mon dossier pour la MDPH, pour l'obtention d'une carte de priorité et de stationnement ainsi que la reconnaissance en tant que travailleur handicapé !
TRAVAILLEUR HANDICAPÉ, ces deux mots sont les plus durs à accepter, à 28 ans, moi je vais être reconnue handicapée, mais là je n'ai pas le choix, ne pouvant me déplacer à l'extérieur, mis à part en fauteuil roulant, ayant aussi perdu énormément au niveau de la concentration et au niveau cérébral, c'est et ce sera mon nouveau statut...

J'ai effectué un bilan neuropsychologique qui déclare que j'ai énormément perdu au niveau de la concentration, attention, capacité cérébrale...

Enfin, je vais voir un psychologue, pour lui raconter mon parcours et parler de ce qui m'arrive, mais je n'arrive pas à craquer, à me lâcher...
Quand je lui raconte les faits, j'entends ma voix sans aucune émotion car il n'y a rien d'autre à ajouter, je suis malade, je n'ai pas choisi et je n'ai pas le choix, je dois faire avec.
Je crois que le plus dur pour moi est de faire comprendre ma fatigue du quotidien, elle est telle que seule une personne avec la même pathologie peut comprendre.
J'essaye d'être forte, pour moi, pour mes enfants, pour mon mari…
Je ne peux pas baisser les bras…

Je suis un peu spectatrice de ce qui m'arrive, ne réalisant pas trop.
Je dois avancer, mais je sais qu'il faudra que j'évacue tout ça un jour ou l'autre…

Lors d'une permission, nous allons faire les magasins avec mon homme et mon fils, je me suis rendue compte que beaucoup de choses manquent pour faciliter la vie des personnes en fauteuil roulant, juste dans les rayons, pour atteindre des habits ou juste regarder des tailles.
Le regard des gens change également, tout d'un coup ils deviennent mielleux et vous regardent avec compassion...
Quand un an auparavant vous les avez croisés au même endroit, que vous leur aviez demandé pardon pour passer dans un rayon car leur chariot était au milieu ils vous fusillaient du regard en soufflant, là, ils

s'excusent mille fois !
On remarque l'hypocrisie des gens !
Le problème aussi des trottoirs, en mauvais état pour circuler ou les magasins avec une marche pour y accéder ou les ascenseurs trop petits.
Une maison avec des meubles trop haut pour faire la vaisselle...
Des rayons aux allées trop étroites pour circuler librement, sans faire tomber quelque chose au passage.

À mon retour à la maison je remarque que les courses ne m'ont pas fatiguée grâce au fauteuil !
Il n'y a plus la fatigue physique, il reste que la fatigue mentale car les bruits environnants et le fait de se concentrer est très dur.
Gianni était tout le temps sur mes genoux, il profite de sa maman, mais quel bonheur de rentrer chez soi et

je me répète mais de ne pas avoir cette fatigue c'est un soulagement !
Une autre chose de gagnée !

Après avoir réintégrée l'hôpital, ma seconde maison, j'ai eu un ultime rendez-vous avec l'assistante sociale, elle m'annonce que je vais avoir droit à une aide à domicile, génial, enfin !
Mon dossier MDPH est finalisé et je découvre ce que mon docteur a marqué sur celui-ci :

« Troubles moteurs sur une SEP, avec difficultés importantes sur la marche, nécessite de l'aide pour l'entretien de sa maison dans un contexte de maladie évolutive.
Les capacités fonctionnelles sont réduites, avec un pronostic plutôt pour aggravation. »

Ça, c'est dit...Des mots difficiles à lire...
Croisons les doigts pour que mon traitement de fond soit efficace et réduise mes poussées...
Car je les enchaîne tous les deux mois, et mon corps se dégrade un peu plus à chaque fois...
En l'espace de 8 mois je suis passée de mes deux jambes qui couraient partout, à une canne puis un déambulateur et pour finir un fauteuil roulant !
Jamais je n'aurai cru à une telle évolution et surtout aussi rapide !

Le jour tant attendu est là, au bout d'un mois, un mois d'examens, de rééducation, de bilans, de repos, je rentre enfin chez moi !
Je vais reprendre le cours de ma vie avec ma famille, mon nouveau traitement, je vais devoir réorganiser mon mode de vie...

Chapitre 15 :

Douche froide

Les vacances tant attendues sont enfin arrivées ! C'est parti pour cinq semaines de détente, de pur bonheur, soleil, plage, sable fin, la côte d'Azur, l'Espagne, et juste le doux bruit des vagues....
Ces moments me font extrêmement du bien, surtout en famille tous les 5 réunis !
Pour ces vacances, j'ai dû prendre un fauteuil roulant en location car je ne peux pas faire de longues distances à pied, et je dois éviter un maximum de

marcher pour éviter d'anéantir ma rééducation, il a également un système de motorisation comme celui que j'ai dû commander pour la maudite somme de 9 800 euros !!
Bien entendu la sécurité sociale ainsi que ma mutuelle prennent une grosse partie à leur charge.
Grâce à celui-ci, nous pourrons nous déplacer où bon nous semble !

Nous avons prévu un grand périple cette année, nous passerons par Robion dans le Vaucluse, puis Le Lavandou dans le Var, Barcelone et Salou en Espagne, nous retournerons ensuite au Lavandou et Robions avant de remonter sur Paris !
Au bord de la piscine, allongée sur les transats, nous regardons les enfants jouer dans la piscine, Gianni avec ses brassards est comme un poisson dans l'eau tout comme à la mer d'ailleurs, même pas peur !

Le plus difficile à supporter se sont les voyages en voiture, les vibrations me donnent de gros spasmes ainsi que de fortes douleurs...
Je tiens tellement à profiter pleinement de ces vacances que je prends beaucoup sur moi face à la douleur, bien évidemment je chute encore, mais cela fait à présent partie de mon quotidien.

Le retour à la maison se passe en douceur après ces longues et super vacances passées.
Le 2 septembre les puces font leur rentrée en 6ème, la grande école, un cap, ce ne sont plus des bébés, mais des pré-ados !
Un nouvel emploi du temps, un professeur différent pour chaque matière, le bus à prendre tous les matins...voilà quel va être leur nouveau quotidien.

Gianni reste bien évidemment avec moi car l'école ne

prend en petite section que les enfants de moins de trois ans en difficulté, Gianni n'étant donc pas concerné.
En ce début septembre, rebelote, je fais de nouveau une névrite optique qui se prolonge avec des douleurs encore plus puissantes et mes précédents symptômes réapparaissent.
Je contacte mon neurologue, il décide de m'hospitaliser pour une nouvelle poussée !
Entre temps, je reçois mon fauteuil, il est enfin à moi celui-là et customisé comme je le souhaitait !

À l'hôpital je fais de nouvelles IRM, il n'y a aucune nouvelle plaque mais mon état ne satisfait pas mon neurologue, j'ai donc droit à un bolus de corticoïde de trois jours.
Docteur Demuydt m'annonce également qu'il quitte la Seine et Marne pour le sud de la France à compter de

la fin du mois de septembre, il m'a donc remis entre les mains d'une nouvelle neurologue, le Docteur Crat. Il pense également que ma sclérose en plaques aurait évolué en secondairement progressive, ce n'est pas normal d'avoir encore des poussées avec le traitement que je prends, il saisit donc l'avis de ses confrères de l'hôpital St Antoine avant de prendre une décision.

Après ces trois jours, je rentre chez nous, perplexe, je ne comprends pas pourquoi ma maladie évolue aussi rapidement, mon neurologue ne sait plus quoi me dire pour le moment.
Je me sens complètement désemparée.
Il me contactera dès qu'il aura des nouvelles de St Antoine, j'aurai aussi de nouveaux examens à faire, et oui encore, dont l'un est une biopsie de la lèvre !
Un examen pas douloureux car ils endorment la lèvre

avec une anesthésie locale, et vous prélèvent des morceaux intérieurs de la lèvre.
C'est vrai, on a du sang partout après, la lèvre est un peu gonflée comme quand on s'arrache une peau et c'est fini.

Les semaines passent et je reste sans nouvelles, je téléphone pour avoir mon neurologue en ligne et là, on m'annonce que le Docteur Demuydt a quitté ses fonctions au sein de l'hôpital, il faut que je m'adresse donc à mon nouveau neurologue, le Docteur Crat.
Je lui laisse donc un message pour qu'il me recontacte car j'aimerais savoir si elle a eu les résultats de mes examens et le retour des avis des autres neurologues.
Je n'ai aucune nouvelle....
J'appelle donc mon « infirmière » pour qu'elle prenne les devants afin que je sois rappelée.

Et là, par magie ! Le docteur Crat me rappelle, elle prend connaissance de mon dossier en même temps que moi, m'informe que j'ai un taux d'homocystéine très élevé ce qui n'est pas normal car il est à 102 alors qu'il devrait être inférieur à 10 !

Une nouvelle poussée s'installe à nouveau pour couronner le tout, les douleurs sont apparues dans le côté droit de mon corps, ma jambe et mon bras droit se bloquent, ma nouvelle neurologue m'hospitalise donc le lundi afin de me refaire un bolus de corticoïdes.
Je suis de nouveau dans mes murs blancs, coté fenêtre, je fais également de très bonnes rencontres, des personnes qui se battent contre la maladie au quotidien ; des cancers, du diabète, des AVC....
Le mardi, tous les neurologues viennent dans ma chambre avec le Docteur Crat, le Docteur Kermi (ma

grande copine avec qui j'ai eu certaines frictions), les internes ainsi que le chef de la neurologie Le Docteur Omeri.

Ils essayent de trouver des solutions, reviennent sur mon parcours depuis l'apparition de mes premiers symptômes, certains évoquent un traitement de seconde zone pour la SEP, « le tysabri », mon corps n'ayant pas répondu au précédent traitement, d'autres reprennent le dernier verdict de mon ancien neurologue : une SEP secondairement progressive, soit un traitement proposé par immunosuppresseurs que je refuse.

Puis, d'un commun accord ils prennent la décision de relancer l'hôpital St Antoine pour connaître leur avis afin de ne pas partir sur un traitement qui serait inefficace encore une fois.

Connaissant quelqu'un travaillant à l'hôpital St

Antoine, je lui demande si elle peut contacter la neurologue pour appuyer mon dossier afin qu'il soit traité rapidement.
En rentrant chez moi, je suis lessivée, je ne sais plus quoi penser, quoi faire, j'essaye de reprendre mon quotidien mais c'est dur !
Tant que nous serons dans l'inconnu, sans vraiment savoir de quoi sera fait mon avenir, c'est difficile, surtout que mes chutes et mes douleurs sont plus fréquentes.
Je perds de plus en plus la mémoire, j'oublie tout, c'est une horreur !
Je suis distraite, moins patiente, j'essaye tant bien que mal de garder la tête haute et montrer que tout va bien mais au fond de moi je suis perdue.

La neurologue de St Antoine me contacte, je dois rentrer en hôpital de jour lundi pour m'examiner et faire des examens complémentaires et m'examiner.

Nous nous y rendons donc, les infirmières sont adorables, elles amènent apportent un café pour Tony et un chocolat chaud à Gianni afin de patienter, ils me font plusieurs prises de sang et le Docteur Gianezzi vient me voir, m'ausculte, réexamine mon dossier, elle m'informe que pour elle, on s'orienterait plutôt vers une NMO, *une Neuro Myélite Optique !*

C'est une maladie rare qui a longtemps été confondue avec la sclérose en plaque. La neuromyélite optique est un syndrome clinique rare associant une névrite optique unilatérale ou bilatérale à une myélite transverse. Cliniquement proche de la sclérose en plaque, avec néanmoins une évolution plus rapide et plus sévère, elle constitue une entité anatomo-clinique distincte. Le pronostic de la maladie apparaît plus péjoratif,

justifiant des options thérapeutiques très agressives.

Super ! Encore une nouvelle maladie sortie de nulle part, décidément rien n'est joué, c'est dur d'apprendre que celle que l'on vous annonce est encore plus grave.
Les traitements précédemment utilisés ne pouvaient pas fonctionner ou m'aider ? car j'ai certainement une NMO..
Le docteur Gianezzi a tous les éléments en main pour présenter mon dossier le lendemain à son staff, réunion où tous les neurologues seront réunis afin de trancher sur le nouveau protocole à suivre.

Vendredi, matin j'ai rendez-vous pour faire mes injections de toxines botuliques dans ma jambe gauche, c'est assez douloureux mais c'est pour mon

bien.
À 14h, je dois faire de nouveaux examens pour mon œil gauche pour voir s'il y a des améliorations suite à mes névrites optiques et le résultat n'est pas franchement convainquant, mon acuité visuelle est de 1, je ne vois quasiment plus rien...
En sortant de mon rendez-vous j'appelle ma neurologue, le Docteur Crat, pour lui faire part des résultats et aussi savoir si elle a des nouvelles du staff de St Antoine, apparemment la NMO est une piste sérieuse, il ne peuvent jamais être sûr à 100 %, donc je vais devoir faire des bolus de corticoïdes chaque mois, le premier s' effectuera le 7 décembre et à partir de janvier (car je souhaite passer mes fêtes de fin d'années sans effets secondaires) je vais aller faire un IRM spécial à St Antoine et des examens complémentaires pour mon hyper-homocystéinémie.
Après tout ça je devrais avoir droit à un traitement par

immunosuppresseur assez puissant afin de bloquer la maladie et éviter qu'elle ne progresse.

Le 7 décembre, je retrouve mes copines les infirmières et aides-soignantes de l'hôpital de Meaux pour faire mon bolus, elles ont encore du mal à me piquer, mes veines sont devenues frileuses, d'ailleurs une fois le cathéter installé et les corticoïdes lancés, ma veine éclate et je me retrouve avec du sang partout, j'appelle pour qu'on me le repose ailleurs, elle y arrive enfin, après quatre heures d'attente je rentre enfin chez moi en ambulance.
Je referme les portes de l'hôpital et rouvre la porte de chez moi, ceci est un éternel recommencement.

Après tout ça je m'attends à d'autres rebondissements, j'espère que ce diagnostic sera le bon même si ce n'est pas celui auquel je m'attendais.

Vivement que cette foutue maladie auto-immune se calme et me laisse enfin vivre ma vie normalement.

Peu importe comment elle s'appelle, moi je m'appelle Eva, et j'ai décidé de ne pas me laisser faire, il faudrait juste que l'on me donne quelques armes pour la combattre thérapeutiquement et moi je me charge du mental.
Ce combat est le mien, je dois le faire pour moi, pour ma famille, mon mari ainsi que pour mes enfants.
Même s'il y a des jours très durs, longs, des nuits interminables, des douleurs insupportables, il faut se lever en se disant que c'est une nouvelle journée qui commence.
Il me reste l'espoir, l'espoir d'aller mieux, l'espoir que leur nouveau protocole marche même s'il sera dur et éprouvant, je ne veux pas penser aux effets secondaires pour le moment...

J'espérais l'année dernière que l'année 2016 serait meilleure et elle a été pire que la précédente, mon souhait sera le même pour 2017... Alors croisons les doigts !

Chapitre 16 :

J'ai mal...

Cette douleur du quotidien qui te rend folle, je ne sais plus comment la prendre ...

Je suis dans mon lit, il est 3h40 du matin et je ne dors pas..
Je tourne, je vire, la tête remplie de questions, la douleur qui m'assaille..
Je suis impuissante et c'est ça le plus dur à vivre.
Quand je me réveille le matin car mon fils m' appelle,

j'arrive à peine à marcher, mes yeux sont lourds et me piquent, je me suis endormie vers 7H30.
En ouvrant le porte j'adopte mon plus beau sourire, j'ouvre un peu ses volets pour faire rentrer la lumière du jour, je lui change la couche tant bien que mal car souvent le matin ma main gauche se bloque, puis je l'emmène dans mon lit sous la couette afin qu'il puisse boire son biberon devant un dessin animé.
Ce biberon, je dois descendre les marches pour aller le faire dans la cuisine, je fais les gestes avec automatisme.
Je remonte et le lui donne, il est tout content, il le boit d'un trait et me dit :

- « ça y est maman j'ai fini, je suis fort, je suis un grand garçon !»

Je l'admire forcément avec un large sourire et il se blottit contre moi.
Mon corps n'arrive pas à rester éveillé, c'est trop dur,

je ferme mes yeux et mon fils me dit « maman, dors pas, reste avec moi ! »
Je culpabilise, suis-je une mauvaise mère à vouloir me rendormir alors que mon fils est réveillé et attend que nous commencions sa journée, et quelle journée !
Après deux ou 3 sommes de 5 minutes je me motive et me lève, je mets en route une machine à laver, ouvre tous les volets en grand, j'aère ma maison puis j'éteins le dessin animé.

Je fais mon lit avec ma jambe en vrac, mon corps sans force...
et je fais celui de Gianni également.
Puis commence le jeu, dans l'univers de sa chambre que je change régulièrement afin de le stimuler par de nouvelles choses, des jeux d'en bas vont en haut et vice et versa.
Nous jouons au train, aux puzzles, à compter, chanter, lire des histoires, à faire le cheval sur le dos

de maman....

Après vient le moment de la douche, il commence à savoir se déshabiller tout seul, met son pyjama dans la machine à laver, se lave tout seul également tout en le guidant, lave ses dents et sort de la baignoire.

Il est fier de réussir ce peu de chose tout seul, et nous allons dans sa chambre afin de s'habiller.

Je lui passe la crème sur le corps avec ma main douloureuse et engourdie, des douleurs horribles et là je dois faire attention car généralement une chute arrive donc je prends toutes les précautions nécessaires mais ce qui doit arriver arrive, je tombe, la tête contre sa commode.

Allongée sur le sol, je regarde mon fils et dit en rigolant « oh, j'ai glissé, mais ce n'est pas grave, tu me fais un bisou magique et c'est fini ! »

Mon fils approche, me fais un gros bisou, me prend ma main et me dit :

- « Allez vient maman je t'aide, c'est pas grave, tu vas pas à l'hôpital toi, c'est fini ? »

Que répondre à tant d'innocence à part le rassurer un maximum, le plus dur c'est de lui dire que tout va aller quand nous même nous ne savons pas où nous allons dans la maladie.
Je me relève tant bien que mal et là, c'est le temps des histoires et des chatouilles pour lui changer les idées.
À midi nous descendons, je lui prépare son repas pendant que lui s'occupe avec ses trains et son doudou généralement.
Je fais la vaisselle des petits déjeuners des enfants du matin, puis il mange comme un grand dans sa

chaise et me pose plein de questions :

-« maman, pourquoi ça ?, et pourquoi tu fais ça ? »

Je lui réponds tout en passant un coup de balai au sol et en remettant les plaids sur le canapé.

Une fois la nourriture engloutie, hop, je l'envoie aux toilettes, je le porte sur les WC et j'attends accroupie, le moment pour se relever est très dur !

Puis on recommence à jouer mais en bas, je lui montre les lettres de l'alphabet, nous faisons de la peinture, de la pâte à modeler, nous fabriquons des maisons, des salles de classes, pour créer des histoires avec ses personnages de peppa pig, dora, ou la ferme...

C'est très épuisant pour moi, mais tellement merveilleux à vivre avec son enfant.

Si j'ai choisi d'être en congé parental pour mon enfant

ce n'est pas pour le mettre devant la télé H24, ou le laisser livrer à lui-même la journée.
Je m'investis pleinement, mais une partie de moi n'est pas là car elle est concentrée sur la douleur et je fais tout pour qu'elle ne se voit pas.
C'est très fatiguant moralement et physiquement, cette fatigue omniprésente me bouffe.

Le fait que je ne dorme pas la nuit n'arrange rien.
Je suis l'ombre de moi-même en ce moment, j'essaye de faire au mieux, mais par moment je craque...

Je n'arrive plus à penser à rien, pourquoi mon corps est dans cet état, pourquoi mettent-ils autant de temps pour finaliser un nouveau diagnostique SEP progressive ou NMO ?

Moi ce que je vois, c 'est que ma vie est entre parenthèse pendant ce temps, et les poussées se

succèdent les unes après les autres.
Est-ce que ça va empirer ?
Comment serais-je l'année prochaine, les projets doivent se faire sur le court terme car je n'arrive plus à me projeter ?
Il y a des fois j'ai envie d'aller dans un endroit où il n'y a personne où personne ne pourrait m'entendre crier haut et fort que je n'en peux plus !
Où je n'aurai plus à me cacher de ma douleur et me plaindre et dire je ne peux pas faire telle ou telle chose.
J'ai l'impression de vivre dans un corps qui n'est pas le mien, qu'on me le rende, que je puisse reprendre ma vie au moment ou on me l'a arraché!

Il faut que je me réveille de ce cauchemar, il faut que l'on m'aide rapidement...
Le voyant clignote je suis dans le rouge, en

surchauffe !
Malgré tout ça je ne peux pas abandonner mon mari, mes enfants, ils comptent sur moi !
Je dois être forte.
Après je mets mon fils à la sieste, encore une montagne à gravir, puis je mets le linge au sèche-linge, plie et range le précédent et redescends.

Arrivée en bas, je m'explose sur le canapé devant un téléfilm qui n'a rien de bien intéressant mais il me distrait ou alors commence le branle-bas de combat : ménage, sol à laver, jouets à ranger, appels à passer pour différents choses liées à la maladie, pour un remboursement ou une aide à domicile....

Ma tête est vide, sans bruit.
Le temps passe trop vite, mon fils est déjà réveillé, je gravis l' Everest, lui enlève sa couche, lui mets un

slip, le recoiffe un peu et redescends avec lui.
Je lui propose de goûter, il préfère généralement les fruits, je lui épluche et coupe une pomme, lui sert un jus.

Une fois fini nous rejouons, mon petit bout a besoin d'être tout le temps stimulé à 2 ans et demi.
Ses sœurs de 11 ans arrivent de l'école, j'adopte encore mon plus beau sourire pour les accueillir comme il se doit, je suis contente de les voir.
Quand nous commençons les devoirs, j'ouvre mon pc sur vie scolaire pour vérifier les devoirs car elles ne les notent pas tout le temps.
Nous donnons un jeu à leur petit frère pour l'occuper pendant ce temps même si ce ne sera que temporaire.
Il viendra forcément les embêter car je m'occupe des ses sœurs et non de lui, elles vont se dissiper par

manque de concentration, je fais le tour des matières minutieusement de manière à ce qu'elles
soient prêtes pour le lendemain.

C'est très dur car je n'ai plus la même attention qu'avant, j'ai beaucoup de mal à me concentrer ou réfléchir..
Il y a des cris de mon petit bonhomme, les filles qui se chamaillent, qui se tiennent mal, je les prévient une fois, puis deux fois puis trois, puis je cris et je pète un plomb, et là Gianni fini au coin et les
filles montent prendre leur douche et préparer leurs affaires pour le lendemain.
À ce moment précis, j'ai juste la tête qui va exploser, et je dois faire à manger !
J'adore cuisiner, mais en ce moment, c'est dur, mais je m'efforce de varier les menus et de manger équilibré, ce n'est pas évident.

Mon fils vient dans mes pattes car il veut que je joue avec lui, il me rejoint dans la cuisine.
Je demande à ce qu'on mette la table et de manger dans le calme.

Le repas fini, les puces débarrassent pendant que je fais la vaisselle puis je mets Gianni en pyjama.
Ouf, la journée est presque finie...
Le temps que les filles montent au lit, que je crie une ou deux fois pour leur dire de se calmer et de dormir, normalement c'est le moment où mon petit bonhomme embête son père qu'il n'a pas vu de la journée.

Je lui lis une histoire avant de le mettre au lit, mes yeux se fatiguent, car je ne vois quasiment plus rien de mon œil gauche à cause de mes névrites optiques.

Plus tard, je remonte l'Everest avec mon fils, il se brosse les dents et se met au lit, je ferme ses volets, l'embrasse et lui souhait de faire des jolis rêves...

Puis je descends et me pose enfin 22H15.

Je suis exténuée, laminée, je me pose sur le canapé, me mets un plaid dessus, et ouf je suis enfin tranquille mais je n'ai plus de tête ni de corps....

Le moment calme est enfin arrivé dans cette maison, on peut enfin parler sans être coupée constamment, avoir des discutions, parler de notre journée et là au contraire je me m’enferme dans ma bulle, ne parle plus, j'ai mal...

Encore cette douleur, cette douleur qui là, m'empêche de profiter de mon mari.
Cette douleur qui me handicape dans le quotidien, qui

m'empêche de courir avec les enfants, faire du patin à glace, jouer au ballon, ou marcher d'un point A à un point B sans tomber ou être fatiguée.

C'est un combat de tous les jours, et je me dis que ce n'est pas fini, ce n'est que le début, mais qu'est ce qui m'attend ?
En parler c'est toujours compliqué car les gens ne peuvent pas comprendre ce que je ressens, c'est invisible et inexplicable !

Déjà que la maladie fait partie intégrante de notre quotidien, alors revenir à chaque fois sur le sujet est compliqué...

L'écriture est ma thérapie, cela me permet d'être transparente, de ne pas avoir peur de la réaction des autres, d'être libre de m'exprimer sans masque, de ne pas mettre de pincette et écrire tel que je le ressens à l'instant.

Il faut que je vide tout ça de ma tête pour avancer.
La famille ou nos proches sont dans une situation délicate, ils s'adaptent à nous en fait, tant au niveau motricité qu'au niveau du caractère car je suis irascible, plus susceptible...
Le temps de l'acceptation de la maladie peut être long et il est propre à chacun, surtout quand on vous a diagnostiqué, il y a bientôt 2 ans et que l'on vous change de diagnostique pour une maladie d'un stade supérieur avec des traitements plus lourds.

Il est dur de voir une personne que l'on aime dans la souffrance et l'inquiétude et de n'avoir aucune arme pour la défendre et la protéger, de la voir se dégrader...

Même si je pense que la communication est la meilleure des choses, il y a des moments où l'on n'est pas prêt à en parler ou que l'on n'ose pas.

Le téléphone sonne, l'ambulance est là, elle m'accompagne dans ma deuxième maison...

Les portes du bâtiment B s'ouvrent, je retrouve ce fameux couloir, à gauche, le service de neurologie et à droite l'hôpital de jour et de semaine pour faire mon nouveau traitement provisoire de bolus de

corticoïdes mensuel, je vais donc à gauche, ils m'installent comme

prévu en hôpital de jour, je fais ma perfusion, bye bye je rentre chez moi !

À présent, vu que les médecins s'orientent sur la Neuro myélite

Optique, je dois me rendre à l'hôpital tous les mois afin de faire ma cure de corticoïdes.

Et non, changement de programme...

La neurologue vient me voir, j'ai déjà fait mes prises de sang à l'avance pour éviter qu'ils attendent les résultats avant de commencer mon bolus.

Elle m'ausculte, je lui explique mon état actuel et le verdict tombe...

Vous ne rentrez pas chez vous ce soir, on vous hospitalise pour trois jours, vous êtes en poussée ! J'annule donc l'ambulance de retour et mon rendez-vous pour la toxine botulique de vendredi...

Bref, j'attends toujours le rendez-vous important à l'hôpital St Antoine pour confirmer le diagnostic de Neuro myélite Optique, longtemps confondue avec la SEP, une maladie rare auto-immune, bref, la merde !

Ce n'est plus des épaules qu'il me faut à présent pour supporter tout ça...

On me transfère en hôpital de semaine du coup, je retrouve ses murs blancs qui me narguent.

J'abandonne ma famille pour 3 jours encore, je laisse ma force à la maison, les infirmières sont à mes petits soins, elles me connaissent bien maintenant, je leur ai apporté une boite de chocolat d'ailleurs pour les remercier.

Elles nous apportent un peu de joie dans cette atmosphère stérile.

La nuit s'annonce longue, très longue même !

Les barbelés dans ma jambe tournent sans cesse, j'ai horriblement mal, et même ici ils n'ont aucun moyen de me calmer cette horrible et insurmontable douleur.

Le calvaire continu...

Mon bolus de corticoïdes a fini de bonne heure, à 14h c'était terminé, mais ma nuit n'a été que douleur, chute, épuisement total!

Le repas de l'hôpital apporté à 19H15 tapante, ce repas qui n'est jamais appétissant, qui est juste là pour se nourrir.

Bizarrement il n'y a aucune surprise quand on retire l'opercule, c'est régime sans sucre et sans sel...

Heureusement les infirmières, les aides-soignantes et les Agents de soins hospitalier sont là pour nous donner un peu du baume au cœur, elles viennent nous communiquer leur bonne humeur, elles doivent gérer tout ce qui se passe dans la tête des patients une fois le médecin parti : les coups de blues, les douleurs, les incompréhensions, l'attente...

Leur travail à elles, en plus de celui qu'elles font déjà, est de nous soigner l'esprit le temps d'un séjour.

Nous parlons de tout et de rien, échangeons sur différents sujets.

Ce sont des personnes que je vois tous les mois à l'hôpital, déjà que le moment n'est pas facile à vivre, il faut se créer cet espace de confort, de confiance, et elles répondent toujours présentes.

Contrairement à ce que l'on pense, quand l'on appuie sur ce fameux bouton rouge pour les appeler, si elles ne viennent pas ce n'est pas qu'elles sont toutes en pause clope ou café mais plutôt qu'elle nettoient une chambre, ou changent un lit, administrent des médicaments, calment des démences de certains patients, changent les couches ou le vomis, perfusent un autre...

Dans la maladie il est essentiel d'être bien entouré, avoir un bon neurologue de confiance, avoir même un second avis, avoir un soutien psychologique pour nous accompagner dans ce combat quotidien.

J'ai eu connaissance du réseau SINDEFI qui m'a vraiment aidée à l'annonce du diagnostic, cette fameuse annonce où nous nous retrouvons seul face à nous même entourée de murs blanc...

Il faut bien évidemment le soutien de la famille, mais pas pour nous plaindre, pour nous épauler, il faut notre blockhaus, qui pour moi est mon mari et mes trois enfants qui me soutiennent au quotidien, subissent la maladie avec nous, nous rattrapent quand on tombe, nous changent les idées, nous aiment tel que l'on est à l'intérieur sans nous juger, et pour tout ça j'ai énormément de chance !

Remerciements :

Je tiens à remercier le réseau SINDEFI et particulièrement Magalie, elle a été présente depuis le début et encore à présent, très disponible, attentive, elle est la personne sur qui je peux compter à tout moment, merci.

Je remercie toute l'équipe médicale du CHU de Meaux et particulièrement celles qui sont dans l'ombre, les infirmières, aides soignante, ASH pour tout le bonheur qu'elles nous apportent.

Je remercie la Ligue Française contre la Sclérose en Plaques, l'association SEP'as fini, la fondation ARSEP, l'association AFSEP, l'association AJSEP pour leurs soutiens à la diffusion de ce livre.

Pour finir je remercie ma famille et particulièrement mon mari et mes enfants d'être toujours là à mes côtés, de m'aider dans ce combat de tous les jours.

Un clin d'œil aussi à ma secrétaire bénévole.

Espérant que ce témoignage vous a plu, mon but étant essentiellement de parler de mon combat face à la SEP et la NMO. Ce sont des maladies peu connues ou incomprises .
Je souhaite ainsi apporter un peu de mon expérience.

Meilleurs commentaires :

Emouvant

Par Gamani le 10 février 2017

Livre d'une jeune femme qui se bat avec énergie et avec le sourire chaque jours contre sa sclérose en plaque qui lui a été diagnostiqué en 2015.

Elle publie sur cet ouvrage son quotidien parfois beau, parfois dur, parfois drôle.
Ce livre est émouvant et nous donne une bonne leçon de vie.

merci pour cette sincérité!!!

Par Client d'Amazon le 10 février 2017

Un voyage, une implantation dans la vie et les souffrances d'un quotidien .... Pas d'artifice mais juste une mise à nue devant la maladie et la recherche de solutions
Merveilleux avec un grand M
A lire absolument

silencieuse et puissante

Par royer beryl le 10 février 2017

Bouleversant..... émouvant....... une magnifique preuve de courage et d'amour.....
Une force a toute épreuve ......et une aide certaine pour les personnes en souffrance

Eva volonté de fer envers cette horrible maladie

Par LAGARRE Marythé le 10 février 2017

Très émouvant. Il faut le lire, c'est parfois violent d'émotions et aussi plein de joie de vivre. Quel courage et détermination.

21022247R00168

Printed in Poland
by Amazon Fulfillment
Poland Sp. z o.o., Wrocław